Dr. med. Gisela Eberlein

Gesundheitsvorsorge im Alltag

Tips, die jedem helfen

WJ Dr. Werner Jopp Verlag
Wiesbaden

CIP-Titelaufnahme der Deutschen Bibliothek

Eberlein, Gisela:
Gesundheitsvorsorge im Alltag: Tips, die jedem helfen / Gisela Eberlein. -
Wiesbaden : Jopp, 1989
ISBN 3-926955-09-0

Die Ratschläge in diesem Buch sind von Autorin und Verlag sorgfältig erwogen und geprüft; dennoch kann eine Garantie nicht übernommen werden. Eine Haftung der Autorin bzw. des Verlags und seiner Beauftragten für Personen-, Sach- und Vermögenschäden ist ausgeschlossen.

Umschlaggestaltung: Kreativ Design Gerd Aumann, Wiesbaden
Satz: FS-Fotosatz GmbH Manfred Zeisler, Wiesbaden
Druck und Bindearbeiten: J. A. Koch, Druckerei und Verlag, 3550 Marburg
Printed in Germany
ISBN 3-926955-09-0 A - B - C - D - E - F

Inhaltsverzeichnis

Vorwort

Noch nicht krank, aber nicht mehr gesund – für solche Menschen mit Beschwerden, gesundheitlichen Störungen im körperlichen und seelischen Bereich ist dieses Buch gedacht. Es ist ein Buch der Orientierung – was macht man wie und wo, welche Wege sind aus der Sicht der ersten Hilfe zu gehen?
Die Kapitel dieses Buches entsprechen den verschiedenen Sektoren der Gesunderhaltung, des Zusammenwirkens von Körper und Psyche, und schließen sich zu einem harmonischen Kreis.
Fragen nach dem Was, Wie, Wo und Wann werden hier für alle möglichen Situationen beantwortet, und Sie als Leser spüren die Kraft, die dahinter steht, d. h. Selbstvertrauen mit positiver Einstellung, gleich, ob es sich um psychische Probleme handelt, bei denen die zwischenmenschliche Begegnung wichtig ist, oder um Ernährungsfragen, um Entspannungen durch das autogene Training, um Anwendungen des Wassers oder den Einsatz der Bewegungsaktivität, die den Menschen körperlich und seelisch beeinflussen und stärken.
Bei diesen Überlegungen werden alte natürliche Heilweisen wach, die verhüten und gesund werden lassen, wenn man sie richtig anwendet.
Die Frage „Was mache ich, wenn?" wird hier beantwortet. Der richtige Tee, die Wasseranwendung und die Übungsbehandlung werden angeboten, auch Medikamente aus der Pflanzenheilkunde, die zum Teil schon unsere Großeltern kannten und die auch heute noch gelten – vor allem bei der Beantwortung der Frage: Wie kann ich die sich abzeichnende Krankheit verhüten? Das ist wesentlich!
Wie sieht mein Urlaub aus? Was sind Ferien vom Ich, in denen ich den Weg zu mir selbst finde? Wie passe ich in die Welt, in eine Zeit, die voller Hektik und Sensationen ist?
Sie müssen sich auf sich selbst besinnen, um dann alles zu tun, was Sie gesund erhält und in Harmonie leben läßt. Dazu müssen Sie körperlich und seelisch gesund sein.

Wie das möglich ist, erfahren Sie in diesem Buch. Doch viel wichtiger als das theoretische Wissen ist es, die praktische Anwendung zu verstehen, die Praxis der Gesundheitsvorsorge auszuüben. Das gilt für alle Gebiete: für autogenes Training, den Bewegungsausgleich, die Ernährungsberatung, Wahrung der natürlichen Lebensform und anderes, für kreative Anwendungen. Die erste Selbsthilfe kommt zum Tragen, und der Mensch ist fähig, mit sich selbst besser umzugehen - er lebt harmonisch.

Autogenes Training

Sie ärgern sich über die Fliege an der Wand?
Sie regen sich auf über nichts und wieder nichts?
Sie sind schnell auf 180?
Sie möchten ruhig bleiben, sich nicht aufregen?
Dann sollten Sie autogenes Training erlernen!
Autogenes Training ist die Methode der konzentrativen Selbstentspannung, mit der es gelingt, jederzeit ab- und umzuschalten auf Ruhe.
Mit einer Folge von 7 Übungen – Ruhe-, Schwere-, Wärme-, Atem-, Herz-, Bauch- und Kopfübung – sind Sie fähig, „autogen", das heißt aus sich selbst heraus, jederzeit abschalten zu können und umzuschalten auf Ruhe

–„Ich bin vollkommen ruhig, gelöst, entspannt!"–

So beeinflussen Sie Ihr vegetatives Nervensystem, das als Bildschirm – als „Seismograph" der Seele – die Reize des Lebens auffängt und Ihr „labiles" Organsystem beeinflußt.
Auf diese Weise können Sie sich vor psychosomatischen Störungen und Krankheiten schützen. Mit autogenem Training verhüten Sie vegetativ ausgelöste Herz-, Kreislauf-, Magen-, Darm- und Schlafstörungen, den nervösen Kopfschmerz, kurz, alle „nervösen" Reaktionen, die durch erhöhte Reizbarkeit – z. B. durch Streß – verursacht werden. Darum:

- Streß ausschalten und sich einstellen auf die
- Ruhe, auf das Ruhen der Gedanken, dadurch erreicht man die Gedankenebbe, d. h. die
- Abstandgewinnung zum Alltag, zu seinen Problemen, Sorgen und Konflikten und wird nach Erlernen des autogenen Trainings zu einer
- positiven Lebenshaltung geführt. Dies ist eine Hilfe auf dem Weg vom Ich zum Selbst, zur Persönlichkeitsreifung. Das bedeutet aber auch
- Erholung – und somit Einsatz weiterer Kräfte zur Bewältigung der jedem Menschen gestellten Aufgaben.

Wer autogenes Training beherrscht, braucht sich nicht mehr zu ärgern oder von anderen ärgern zu lassen. „Wer es gelernt hat, sich zu lassen, wird gelassen!“

Durch autogenes Training können wir Selbsthilfen entwickeln, die bei verschiedenen gesundheitlichen Störungen erfolgreich eingesetzt werden.

Autogenes Training, das Sie in einer bestimmten Entspannungshaltung erlernen sollten, entweder bei einem Arzt in der Praxis oder in der Gruppe einer Institution (wie z. B. einer Volkshochschule oder der Deutschen Gesellschaft für Gesundheitsvorsorge), stellt einen echten Faktor der Gesundheitsvorsorge dar. Anders ausgedrückt: Sie gehen durch das Tor „autogenes Training“ in die Gesundheitsvorsorge, die eine Lebenshilfe für den ganzen Menschen bedeutet, körperlich und seelisch - gleich, ob es sich ursächlich um eine organische oder seelische Störung handelt. Im autogenen Training arbeitet man mit dem vegetativen Nervensystem, dem System, von dem man lange Zeit glaubte, es gar nicht oder nur durch bestimmte Medikamente beeinflussen zu können.

Zu den seelischen Störungen gehören die depressiven Verstimmungen als depressive Phase, vor allem bei Problemen und Konflikten, Neurosen und das Angstproblem.

Wußten Sie auch, daß Konzentration und Leistung durch autogenes Training gefördert werden?

Also, autogenes Training hilft bei

1) vegetativer Dystonie, einer Krankheit, die meist mit funktionellen Organstörungen einhergeht und so häufig vorkommt, daß sie einen wie ein Zustand anmutet, aber es ist eine Krankheit,
2) depressiven Phasen, in denen eine negative Haltung vorherrscht (hier wirkt autogenes Training positiv),
3) Problem- und Konfliktbewältigungen,
4) Neurosen,
5) Angstbewältigung,
6) Konzentrations- und Leistungssteigerung,
7) Selbsthypnose.

Vegetative Dystonie

Wer ist heute wirklich gesund?
Gehören Sie auch zu den Menschen, die nicht eigentlich krank, aber auch nicht gesund sind? Sie sind gereizt, nervös, haben oft Kopfschmerzen, schlafen schlecht.
Sie spüren Ihr Herz, Ihren Magen. Sie haben unbestimmte Schmerzen, fühlen sich nicht wohl. Sie sind in einem „Teufelskreis" gelandet, das heißt, Ihr Nervenkostüm ist in Unordnung geraten – eben in die „vegetative Dystonie"!
Endlich haben Sie sich untersuchen lassen. Man findet nichts, Sie sind o.B. – ohne Befund – und leiden unter Nervosität und Reizbarkeit. Sie möchten wieder gesund sein, sich wieder „wie früher" fühlen.
Untersuchen Sie Ihre Lebensform auf

1) Streß – Terminnot, unerledigte Aufgaben, die man vor sich her schiebt, machen nervös. Versuchen Sie, eine Einteilung und Ordnung zu schaffen.
2) Schwierigkeiten – unbewältigte Probleme, Konflikte auf persönlicher Ebene sollten geklärt werden. Streben Sie eine positive Einstellung an.
3) Ihre eigene Haltung – Sie sind aggressiv, selbstgerecht oder kontaktarm, ängstlich? Sehen Sie nicht nur sich, sondern auch den anderen? Versuchen Sie, den Weg vom Ich zum Selbst zu finden – das autogene Training hilft Ihnen!

Und hier die „Praxis der Selbsthypnose" – mit eigenen formelhaften Vorsatzhilfen, wie sie in den folgenden Sätzen zum Ausdruck kommen:

- „Ich bin ruhig und bleibe ruhig." –
- „Ich sehe den anderen." –
- „Ich vertrete mein Recht." –
- „Ich stehe über der Situation." –
- „Ich bin mutig und frei." –

Diese Vorsätze sind konzentrative Hilfen, die man in das autogene Training einbauen kann. Es ist gewissermaßen das Denkprogramm, das allerdings unter ärztlicher Leitung erlernt werden sollte, da es einen Eingriff in den organisch-seelischen Bereich darstellt, eine Art der Eigenprogrammierung, die einer Selbstkontrolle bedarf.
Diese aber muß man lernen.

Die persönliche Einstellung zum Tag ist wesentlich. „Mache jeden Tag zu einem Sonntag, du weißt nicht, was der Montag bringt!"

Gehen Sie morgens ans offene Fenster, lassen Sie sich atmen – aus und ein. Dieses Atemerlebnis – das heißt, die Atmung bewußt erleben – macht froh und führt zum positiven Denken. Sie haben den Tag gewonnen, und es ist „Ihr Tag"! – Seine Schwierigkeiten atmen sie aus. Sie atmen sich frei. Sie lassen sich und werden gelassen. Damit werden Sie von der vegetativen Dystonie befreit, Sie sind positiv, aktiv.

Die depressive Phase

Wissen Sie, was es heißt, deprimiert zu sein, niedergedrückt?
Sicher ist es Ihnen schon so ergangen, daß Sie sagten: „Ich bin so deprimiert". Deprimiert kommt vom lateinischen „deprimere" und heißt soviel wie „niederdrücken". Und bedrückt sind Sie wirklich, oft gerade in der kühlen, sonnenarmen Jahreszeit, wenn der Himmel grau ist und die Tage kürzer werden.
Deprimiert sein heißt – man wird mit sich, dem Leben und der Situation nicht mehr fertig. Es ist so, als ob man Mut und Vertrauen verloren hätte. Es fehlt einfach der Schwung. Vieles geht Ihnen nicht richtig von der Hand, und Sie sagen: „Ich kann nicht mehr!"
Sie brauchen Hilfe! Und eine Hilfe ist das autogene Training. Hilfe finden Sie auch durch die positive Einstellung, durch Aktivitäten, Forderungen und Aufgaben, die an Sie herankommen. Damit überwinden Sie Ihre depressive Phase. Bei dieser handelt es sich nicht um die Krankheit „Depression", die in die Behandlung des Psychiaters gehört, sondern um einen Zustand, der jeden von uns zu jeder Zeit überfallen kann.
Dauernde Mißerfolge, mangelnde Bestätigung oder Tadel lassen den Menschen depressiv werden. Und der Mensch, der sonst immer frohen Mutes war, hat plötzlich eine negative Einstellung dem Leben gegenüber: Er ist pessimistisch.
Das wirkt sich auch an Organen aus, und zwar besonders an dem „Seismographen der Seele", dem sensiblen Organ und Organsystem, das je nach Empfindlichkeit und Charakterlage verschieden ist. Das können Herz und Kreislauf sein, der Magen und Darm, auch machen Sie sich Kopfschmerzen, sind oft nervös und schlafen schlecht.
Und was weit schlimmer ist: Es mangelt an Kraft, Ausdauervermögen und Lebensfreude, Sie haben keinen Spaß mehr und kein Selbstvertrauen.

Dadurch sind Sie gehemmt. So bilden sich Komplexe, und diesen Berg beiseite schieben, darüber zu fliegen, ist gar nicht so einfach.
Wie kommen Sie am schnellsten aus einer solchen depressiven Phase heraus? Was kann ich tun? werden Sie fragen, wird jeder wissen wollen, der sich selbst nicht mehr leiden kann – und das ist meist so, wenn man deprimiert ist.
„Einen Sprung über die Hürden machen", „den grauen Himmel aufhellen", „positiv denken und positiv handeln" sind Forderungen, die Sie aus der depressiven Stimmung lösen.
Versuchen Sie, die Ursache Ihrer depressiven Stimmung herauszufinden, und sprechen Sie sich mit Ihrer Umwelt aus, mit Menschen, die zuhören können und Sie lieb haben, zumindest versuchen, Sie zu verstehen. Packen Sie eine Aufgabe an, die Ihnen liegt – gleich, auf welchem Gebiet, sportlich oder künstlerisch. Oder machen Sie eine Wanderung, allein oder mit Freunden. Arbeiten Sie etwas auf, was Sie schon lange tun wollten. Dabei gelingt es Ihnen, seelisch „klar Schiff" zu machen. Sie erkennen Ihre Situation, lösen sich von Kleinigkeiten und konzentrieren sich auf das Wesentliche.
Wenn Sie deprimiert sind, ist die Harmonie zwischen Körper und Seele gestört, und diese sollten Sie versuchen, wiederherzustellen.
So wie Sie wissen, daß die Sonne hinter grauen Wolken nur verborgen ist und wiederkommt, so wird auch das Leben für Sie wieder sonnig, klar und lebenswert.
Bei depressiven Zuständen hilft ebenfalls die Praxis der Selbstbeeinflussung mit einer Reihe von Vorsätzen, die – tief angelegt, also aufgenommen und gelernt – im Inneren des Menschen wirksam werden.

– „Ruhig, mutig, gelöst, entspannt bin ich frei und froh!"–

Neben den Entspannungsübungen des autogenen Trainings hat sich unter anderem *Johanniskraut* bewährt, eine Heilpflanze, die als wichtigsten Inhaltsstoff Hypericin enthält, das eine beruhigende Wirkung ausübt und daher eine günstige Wirkung auf depressive Zustände hat.

2 Teelöffel der getrockneten und zerschnittenen Pflanze mit einer großen Tasse Wasser übergießen, bis zum Sieden erhitzen und wenige Minuten ziehen lassen.

2- bis 3mal täglich mehrere Wochen lang trinken.

Dies ist ein außerordentlich wirksamer Beruhigungstee, der die Denkpause sinnvoll unterstützt.*

* Siehe dazu auch den Ratgeber „Heilpflanzen – Die wichtigsten Arten und ihre Anwendung", von Apotheker Mannfried Pahlow, ebenfalls erschienen im Dr. Werner Jopp Verlag Wiesbaden, ISBN 3-926955-03-1.

Auch Yogaübungen, ausgleichende Gespräche, Aktivitäten wie Zeichnen und Malen wirken sich positiv aus, besonders, wenn man die Farbwirkung berücksichtigt.

Farbe

Dabei denke ich vor allem an die Wirkung der Lieblingsfarbe. Manch einer liebt rot, das erregende Rot, das Impulse ausstrahlt und Freude macht und außerdem kreative, schöpferische Ideen bewirkt. Dieser Mensch empfängt so neue stärkende Impulse und kann sich längere Zeit an einer roten, strahlenden Farbfläche erfreuen. Er ist besonders aufgeschlossen für eine aktive, klare Malerei – wie sie beispielsweise der moderne italienische Maler Piero Dorazio pflegt.
Ein anderer betont, daß Blau seine lichte und beruhigende Farbe sei. Sie macht ihn fröhlich und heiter. Er kann deshalb die Impressionisten gut verstehen, deren Bilder er immer wieder anschaut.
Damit sind wir bei der Bildbetrachtung angekommen, die ein Hobby sein kann und immer wieder Auftrieb gibt. Sie ist oft der Anlaß zum eigenen Malen, zum Ausüben von Künsten, also zum Umgang mit Farbe und Ton. Der Mensch spürt, daß etwas in ihm wirkt und lebt, das seine Lebensfreude erhöht. Er ist glücklich, wenn er seine Erlebnisse und Gefühle in Farbe ausdrücken kann, wobei ja keine perfekten Bilder verlangt werden.

Musik

Auch die Musik, das Hineinhorchen oder Selbstausüben, zählt ebenfalls zur eigenen Hobbypflege. Sicher ist es ein großer Teil der klassischen Musik, die in ihrer Wirkung das Gemüt umfängt, ob es sich um Beethoven, Mozart, Chopin, Schumann oder Schubert handelt, wobei die Instrumentalmusik mit Klavier, Cello, Geige oder Flöte besonders wesentlich ist. Ich empfehle zum Anhören besonders das A-Dur-Klavierkonzert und das Flötenkonzert in D-Dur, beide von Mozart, und Beethovens Kreutzer-Sonate für Klavier und Geige.
Ein klarer, frischer Einstieg in das Musikerleben sind auch die Brandenburgischen Konzerte von Johann Sebastian Bach.
Diese Musik weckt im Menschen die positiven Kräfte und damit auch seine

Lebensfreude, gleich, um welche Kompositionen es sich handelt. Vielleicht werden Sie durch solche Musik, die zu Ihnen herüberklingt, motiviert, wieder selbst zu spielen – einfache Weisen auf dem Klavier, Sonatinen und Sonaten stehen dann unter Umständen auf dem Programm. Und abgerundet wird diese Musik dann mit Singen – die Familie singt, und die Welt sieht freundlicher aus.

Probleme und Konflikte

Schwierigkeiten, Probleme und Konflikte hat jeder Mensch. Der Alltag bringt immer neue Situationen, in denen wir uns zurechtfinden müssen.
Deshalb klären Sie Ihre gegenwärtige Situation ab, und machen Sie reinen Tisch. Sie müssen nur den Mut zur Klärung und zu sich selbst haben, sich aussprechen – bereits dann finden Sie Entspannung und eine Lösung. Dies ist vor allem wichtig bei familiären und beruflichen Konflikten.
Sie haben keine Angst vor dem anderen Menschen, erst recht nicht vor der Sache. Sie gehen mutig darauf zu!
Es ist unsere Aufgabe, die Probleme und Konflikte zu lösen, zu bewältigen. Um dies zu schaffen, müssen innere Kräfte frei werden.
Mutig und wahrhaftig zu sich selbst sollten Sie sein, eigene Fehler erkennen, den anderen Menschen sehen und aus der Güte heraus denken und handeln.
Wenn der seelische Rucksack zu schwer wiegt, wenn Sie damit in den Brunnen gefallen sind, brauchen Sie eine Hand, die Ihnen heraushilft. Sprechen Sie sich aus, vertrauen Sie sich möglichst jemandem an, der Sie versteht, der zuhören kann. Schon beim Sichten der Fakten erkennen Sie dann manche Zusammenhänge, und Sie ziehen die Konsequenzen.
Probleme hängen meist mehr mit der eigenen Person zusammen. „Ich habe ein Problem", sagen Sie und meinen Ihre Unsicherheit, Ihre Angst. Sie haben Angst, deshalb sind Sie nicht frei von Hemmungen, die sich mehr und mehr zu Komplexen verdichten und sich organisch auswirken – im Kreislaufgeschehen, im Magen-Darm-Bereich, an Ihrem vegetativ labilen Organsystem.
Der Vorsatz im autogenen Training

– „Ich bin mutig, sicher, frei und froh" –,

immer wieder geübt, zeigt seine Wirkung.
Sie leiden unter Zeitnot, kommen kaum zum Arbeiten, dabei ist das Examen ganz nahe. Sie programmieren sich positiv.

- „Ich arbeite ordentlich." -
- „Ich schaffe ES!" -
- „Ich schaffe ES - mutig gehe ich meinen Weg." -
- „Ich lerne gern und arbeite gut!" -

Wenn Konflikte anliegen, sollten Sie diese erkennen und bewältigen. Im zwischenmenschlichen Bereich läßt sich manches regeln, wenn Sie den Mut zur Wahrheit haben und den Mut zu sich selbst. Sie gehen auf den anderen Menschen zu.

- „Ich sehe den anderen." -
- „Ich vertrete mein Recht." -
- „Ich schaffe ES." -
- „Ich habe Vertrauen." -

Das sind Vorsätze, die - rechtzeitig in das autogene Training eingebaut - zur Charakterreifung beitragen.
Der Mensch, der seine Fehler erkennt, ist fähig, sich zu ändern - auch noch im höheren Alter ist dies ein Reifungsprozeß. Sind Sie mutig und wahrhaftig zu sich selbst, dann gelingt es leichter, mit den Schwierigkeiten des Lebens fertig zu werden.

Neurosen

Wissen Sie, was eine Neurose ist? Sicher haben Sie schon mal etwas von der Herz- oder Magenneurose gehört. Darunter versteht man zunächst eine funktionelle Organstörung - also ein aufgeregtes Herz, einen nervös arbeitenden Magen, ohne krankhaften Befund. Es handelt sich dabei um das labil empfindliche Reaktionsorgan des Menschen, das, bedingt durch die nichtbewältigte Lebenssituation, auf Kummer, Sorgen, Schwierigkeiten und Aufregungen aller Art entsprechend reagiert.
Bei der Neurose handelt es sich kurz gesagt vom Psychischen her fast immer um eine Fehlhaltung, die meist von einer Fehlleistung begleitet wird. So wird man durch Erfahrung klug. Ein Mensch zum Beispiel, der einmal in letzter Minute aus einem brennenden Raum entkommen ist und nun bei jeder Zusammenkunft mit anderen Menschen Angst hat, meidet das Zusammentreffen vieler Menschen in einem Raum. Er lebt oft mit einer Angstneurose, wobei die 1. Silbe etwas über die Ursache der Neurose aussagt - in diesem Fall „Angst".

So kennen wir auch *Geldneurosen* der Menschen, die nur finanziell denken und von daher Angst haben, oder *Psychoneurosen,* die von der psychischen Verfassung abhängen und psychische Veränderungen beim Betroffenen hervorrufen.

Bei allen Neuroseformen hilft der Vorsatz:

- „vollkommen ruhig, gelöst, entspannt" –,

denn Sie finden in der Ruhe, in der Tiefe der Entspannung Ihre in Ihnen angelegten Kräfte, die Sie befähigen, Ihre Aufgaben zu bewältigen und Freude am Leben zu haben. Es kommt nicht zur Auswirkung der Fehlhaltung – im Gegenteil: Durch die mögliche ehrliche Auseinandersetzung mit sich selbst klärt sich vieles ab, und es folgt im günstigsten Fall eine positive Änderung in der Form, wie sie vom Menschen selbst erstrebt wird.

Eine Neurose engt wie viele psychische Störungen ein, der Mensch hat Angst und ist unfrei. Dies wiederum lähmt die positiven, kreativen Kräfte und damit die Idee, die ein schöpferischer Gedanke ist.

Vorsätze, wie:

- „Ich stehe über der Situation." –
- „Ich schaffe meine Aufgaben." –,

lassen den Menschen zu sich selbst kommen und gesund werden. Gesund und harmonisch zu sein, ist ein erstrebenswertes Ziel, das aus vielerlei Sicht im autogenen Training erreicht wird. Die Vorsätze lassen eine Programmierung zu – der Mensch lernt etwas im psychischen Bereich dazu.

- „Ich habe Vertrauen." –
- „Ich habe Mut." –
- „Ich vertrete mein Recht." –
- „Ruhig, mutig, sicher, frei und froh!" –

sind solche Erfolgssätze, die wie Meilensteine den Weg weisen.

Zusammenfassend kann man sagen, daß alle von außen kommenden Neurosen den Zustand des Menschen vorübergehend verändern können. J. H. Schultz leitete davon ab, daß jeder Mensch jederzeit spontan von einer Neurose überfallen werden, aber auch spontan eine Heilung erfahren kann.

Neben dieser exogenen Neuroseform gibt es auch *endogene Neurosen,* also solche, die von innen her angelegt sind, sich entwickeln und in psychiatrische Behandlung gehören. Während bei der *exogenen Neurose,* die von außen angelegt ist, von außen herkommt, jeder an sich selbst arbeiten kann, um die äußeren Ursachen zu erkennen und diese abzustellen vermag, kann bei der endogenen Neurose durch autogenes Training nur sehr schwer eine Selbsthilfe erreicht werden.

Sie kennen autogenes Training, das Ihnen Ruhe und Entspannung bringt?

Nehmen Sie einmal eine Entspannungshaltung im Sitzen ein, z. B. auf einem Stuhl oder auch im Liegen.
Schließen Sie die Augen, und atmen Sie ganz ruhig! Aus und ein! Vollkommen ruhig, gelöst, entspannt – schwer, warm, Atmung ganz ruhig – ES atmet mich!
Dies zeigt eine Möglichkeit, es ist die Basis für eine Übung im Bereich der Neurose.
Im ruhigen Schwingen der Atmung fassen Sie Ihren Vorsatz, sich zu ändern. Sie sagen jetzt:

- „Ich sehe ein, ich ändere mich." –
- „Ich sehe den anderen." –
- „Ich vertrete mein Recht." –
- „Ruhig, konzentriert gehe ich meinen Weg." –
- „Ich bin mutig – Ich habe Mut zur Wahrheit." –
- „Ich bin mutig, sicher, frei und froh!" –

Stellen Sie sich vor, Sie befinden sich auf einer Wiese, oder Sie stehen am Strand des Meeres. Der Himmel ist weit gespannt. Oder Sie stehen auf dem Gipfel eines Berges – immer geht der Blick in die Weite. Sie werden fortgetragen und finden Zugang zu Ihren inneren Kräften.
Damit sind Sie fähig, sich selbst in den Griff zu bekommen, eine üble Laune abzulegen, sich zu bessern.
Und nun nehmen Sie die Spannung zurück, das heißt:

Hände zu Fäusten ballen – Arme fest anbeugen – tief durchatmen – dann Augen aufmachen und wieder da sein, frisch und föhlich!

So gehen Sie immer wieder den Weg vom Ich zum Selbst, und plötzlich finden Sie sich frei und froh! Das ist eine Übung für die Neurose.

Die Angst geht um

Not, Kummer, Sorgen aller Art haben die Menschen verändert – Flugzeugabstürze, Autounglücke, Brände, Kriege in der Welt und vieles andere beunruhigen, niemand fühlt sich mehr sicher, und die Sehnsucht nach Frieden wächst ständig. Die Angst geht um, und ihr müssen wir begegnen. Dabei ist es immer ein anderer Grund, der Angst macht – bei dem einen geht es um Geld oder Besitz, der andere hat Angst vor der Zukunft, Angst im Beruf, manchmal vor mangelnder Leistung, und schließlich hat der Mensch Angst vor anderen Menschen oder sogar Angst vor sich selbst.

Wie kommt man aus diesem Teufelskreis heraus? Mut zum Leben, Glauben und Vertrauen sind wertvolle Hilfen, vor allem das Urvertrauen ist wesentlich, die Hinwendung zur Allmacht, zu Gott, in Liebe und Wahrheit.
Das sollte in den Vorsatzhilfen im autogenen Training zum Ausdruck kommen - dann ziehen Ruhe und Frieden in der Seele ein. Das autogene Training ist keine Religionsform, keine Weltanschauung, keine Sensation und kein Sofortwunder, aber es hilft - als Methode der konzentrativen Selbstentspannung -, klare Entscheidungen zu treffen und Frieden zu finden.

Angst als Krankheitsursache

Kennen Sie Herzklopfen aus Angst? Oder schnürt Ihnen die Angst die Kehle zu? Bei vielen sitzt die Angst auch im „Bauch" - sie drückt auf den Magen (Angstneurose). Mancher hat vor Angst Kopfschmerzen. Es gibt kein Organ, das nicht auf Angst reagieren kann. Angst macht krank, und Sie sollten sich schützen!
Sie kennen die Angst vor einer Prüfung, vor dem Examen, die Angst vor dem Versagen - kurz, die Angst vor allem und jedem.
„Ich bin aus Angst zusammengesetzt, es gibt nichts, was mir keine Angst macht", sagte eine meiner Patientinnen. Ihr fehlte der Antrieb, die Lust zum Leben - sie war deprimiert.
Andere haben Angst vor der Krankheit - der Mann vor dem Herzinfarkt, die Frau mehr vor Krebs. So erlebe ich es in meiner Praxis, und hier äußern die Patienten diese Ängste.
Ursache der „Angstkrankheit" ist auch die Angst vor Menschen, vor dem, was andere über einen sagen, befinden, wie sie urteilen und richten.
Haben Sie Angst vor Menschen? Dann gehen Sie auf sie zu, sprechen Sie sich aus, reden Sie miteinander, und klären Sie die Situation ab - in der Familie, im Beruf, überall da, wo diese Angst auftritt. Die positive Einstellung, ein offenes Wort zur rechten Zeit helfen unter anderem, die Angst zu überwinden, auch Aktivmaßnahmen, liebe Begegnungen und Gespräche helfen.
Was auch immer der Grund für die Angst sein mag, diesen Grund müssen Sie herausfinden, um wieder frei von Angst zu werden. Wer mit der Angst lebt und merkt, wie er körperlich darauf reagiert, krank ist, ohne wirklich krank zu sein, möchte gern heraus aus dem Gefängnis der Enge, der „Ängste". Dazu brauchen Sie Mut und Zuversicht, auch Menschen, die Ihnen helfen, Ihren Weg zu finden.

Sie selbst können sehr viel tun, wenn Sie ein paar Ratschläge beachten:

- Eine Wanderung am Wochenende mit Ihrer Familie oder mit Freunden macht Mut. Sie haben Freude und danach oft ein neues Lebensgefühl.
- Tanzen nach Musik allein oder in Gesellschaft entspannt. Bewegung in jeder Form betont den natürlichen Rhythmus des Lebens, der zwischen den Polen Spannung und Entspannung abläuft.
- Treiben Sie Ausgleichssport, so konzentrieren Sie sich wenigstens einmal in der Woche darauf - auch das hilft Ihnen, die Angst zu bewältigen.
- Wenn Sie Musik lieben, singen Sie, spielen Sie ein Instrument, dann haben Sie eine weitere Möglichkeit, den Weg aus der Angst zu finden. Dazu hilft Ihnen auch Ihr Hobby, das eine eigene Aktivität erfordert.

Was Sie auch immer selbst unternehmen, um der Angst Herr zu werden, es muß Ihnen Freude machen. So gelingt es Ihnen, sich von der Angst zu befreien. Jedoch, die Angst ist so alt wie die Menschheit selbst, sie gehört zum Leben. Wesentlich ist es aber, daß jeder mit seiner Angst fertig wird und Mut zum Leben hat.
„Positiv mutig sein" heißt die Forderung.
- Mutig, positiv, frei! -

Konzentrations- und Leistungssteigerung

Haben Sie schon einmal gehört, daß man das Gehirn trainieren kann? Vielleicht gehören Sie zu denen, die vergeßlich sind, die sich immer auf etwas besinnen müssen. Dann braucht Ihr Gehirn Übung, Übung für die Konzentration - ein Vorgang, bei dem man etwas lernt, dies auch behält und wiedergeben kann.
Sie können Ihre Konzentrationskraft durch ein Training des Gehirns steigern, das heißt, Sie fördern die Durchblutung und damit die Aufnahme von Sauerstoff. Das hängt nicht nur von der notwendigen Entspannung, sondern auch von der richtigen Ernährung ab, in der Eiweiß, Vitamine, speziell der B-Reihe, und Spurenelemente eine entscheidende Rolle spielen. Ebenso wichtig - durchblutungsfördernd - ist auch eine ausreichende Bewegung.
Der Denkprozeß selbst ist ein Training, mit dem Sie sich ständig programmieren. Denken Sie zum Beispiel morgens Ihren Tag einmal durch - von

morgens bis abends. Was haben Sie vor? Wie haben Sie Ihre Arbeit geplant? Welche Ideen sind auf Sie zugekommen, und wie viele davon können Sie umsetzen? Schreiben Sie in Stichworten auf, was besonders wichtig war, und Sie erinnern sich an das, was Sie gedacht haben. Vom Denken bis zur Verwirklichung des Gedankens ist es meist ein langer Weg. Sie machen also ein Vorprogramm.
Sagen Sie manchmal: „Ich habe eine Idee!"? Die Idee ist ein schöpferischer Gedanke, und den schöpferischen Gedanken setzen Sie in die Tat um! Denken Sic sich etwas aus, so versuchen Sie, den neuen Gedanken Raum zu geben, und alles das können Sie trainieren.
Was aber gehört zum geistigen Training?
Meiden Sie seichte Lektüre, fade Unterhaltungen, materielles Denken. Konzentrieren Sie sich auf Ihr Wissen, auf Ihre Idee!
Dabei hilft Ihnen die Vorstellung, ein Bcgriff aus dem autogenen Training, der es möglich macht, Ihre Ideen zu verwirklichen.

- „Ich konzentriere meine Kräfte!" –
- „Meine Gehirnzellen arbeiten dann auf Hochtouren." –

Das ist Training.
Wenn Sie andererseits Ihren Gedanken zusehen können, innerlich leer werden, so bedeutet dies Erholung, die wiederum die Konzentration stärkt und das Denken in Fluß hält. Eine Formel, die gut wirkt, lautet:

- „Vollkommen ruhig, gelöst, entspannt stehe ich über der Situation!"
- „Ich schaffe ES – unabhängig davon, was das ES beinhaltet – ein großes oder kleines Examen, eine Klausur, eine geistige Arbeit, was auch immer." –
- „Ich erreiche mein Ziel!" –

Das ist der Inhalt der Vorsatzhilfe, die in der Praxis der Selbstbeeinflussung im autogenen Training eine wichtige Rolle spielt.

Selbsthypnose im autogenen Training

Wie oft haben Sie sich schon etwas vorgenommen! Etwas Bestimmtes wollten Sie erledigen, endlich „reinen Tisch machen", eine Einstellung zu gewissen Dingen finden, danach handeln, liegengebliebene Arbeiten fertigstellen und vieles mehr. Es kam nie dazu – entweder hatten Sie keine Zeit, keine Ruhe und manchmal auch keine Lust. Und so schieben Sie – wie viele

Menschen – lästige Pflichten, bestimmte Aufgaben vor sich her. Sie haben das Ziel vor Augen, können es aber nicht erreichen.

Geht es Ihnen so?

Das autogene Training ist eine gute Grundlage für die Praxis der Vorsatzhilfe, auch „Selbsthypnose“ genannt. Aufgaben und Ziele des autogenen Trainings sind es,

- Ruhe und Erholung zu erreichen,
- Organe und Organsysteme zu beeinflussen –, d. h. einen „Eingriff bei sich selbst“ durchführen,
- die Praxis der Selbsthypnose und damit konzentrative Vorsatzhilfen im organischen und psychischen Bereich zu erarbeiten und einzusetzen.

Mit dieser möglichen Eigenprogrammierung können Sie Schwierigkeiten besser bewältigen, Konflikte und Probleme leichter lösen, Ihre Aufgaben erfüllen. Konzentration und Leistung werden gesteigert. Mutig stehen Sie über der Situation. Sie haben Vertrauen zu sich selbst und damit eine positive Einstellung zum Leben.

Auf der Basis der vegetativen Umschaltung und Vorbereitung durch die Übungen der Unterstufe – Einstellung auf Ruhe, Schwere, Wärme, Atmung, Herz, Bauch und Kopf – sind Sie fähig, gezielte Formeln zu entwickeln und einzuüben.

Wie man ein Samenkorn in die vorbereitete Erde legt – nach einiger Zeit der Same aufgeht und eine Pflanze daraus wird –, so erfüllt sich der Vorsatz. Die Vorsatzformel – als konzentrative Einstellung – wird also einprogrammiert, zunächst in die oberen Schichten des Unterbewußtseins.

Wenn Sie das autogene Training beherrschen, so können Sie in einer bestimmten Schicht des Unterbewußtseins eine „Schublade“ aufziehen und den Vorsatz hineinlegen. Dann macht man die Schublade wieder zu (Schubladenphänomen).

Der Vorsatz beginnt nach einiger Zeit zu wirken. Man nimmt sich konzentrativ etwas vor, gibt sich selbst einen Auftrag und führt diesen aus. Das ist charakteristisch für die Auto- oder Selbsthypnose – ein Lernvorgang im psychischen Bereich. Er wird aus der Ruhe heraus entwickelt.

– „Ich bin vollkommen ruhig, vollkommen ruhig, gelöst, entspannt.“ – In der Ruhe finden Sie die Kraft zur Konzentration. Hier beeinflussen Sie sich selbst – körperlich und seelisch. Ruhe gibt Ihnen das Gefühl der Geborgenheit. Sie bleiben ruhig und gelassen in Situationen, in denen Sie sich früher aufregten.

Sie lernen es, der Hektik und Hast des Alltags, dem Streß zu begegnen, ruhig zu sein und zu bleiben. Dabei sind Sie konzentriert. Das schaffen Sie mit dem

Vorsatz:

- „Ich bin und bleibe ruhig – ruhig, konzentriert!" – Ruhig, schwer, gelöst, entspannt –

Lösung und Entspannung beziehen sich sowohl auf die Muskulatur, auf Organe und Organsysteme wie auch auf die Psyche – also auf den ganzen Menschen.
Das passive Atemerlebnis führt Sie auf die Insel der Besinnung und Sammlung, in die tiefe Ruhe, die Entspannung. Hier setzt die Wirkung der besonderen Formel ein, die – unter ärztlicher Leitung erarbeitet – zum Beispiel eine spezielle Hilfe bei Asthma ist.
Wer sich dauernd mit seinem Herzen aufregt, kann dies beruhigen und damit auch den vegetativ labilen Blutdruck normalisieren. Was für Herz und Kreislauf möglich ist, gilt auch für den Bauch und seine Organe – besonders für Magen und Darm –, die beeinflußt werden können. Druck und Spannungen in der Magengegend werden beseitigt, der Magen beruhigt sich, der Darm arbeitet besser. Damit wird der Stoffwechsel positiv beeinflußt, die Verdauung reguliert.
Ebenso läßt sich die vegetativ ausgelöste Migräne durch gezielte Formeln – wenn die Ursachen bekannt sind – beeinflussen und besser überwinden.
Ruhig, konzentriert, gelöst, entspannt schaffe ich „ES", z. B. eine Prüfung, eine Examensarbeit.

- „Ich konzentriere mich – Stirn kühl, Kopf klar – meine Stirn ist ein wenig kühl, mein Kopf klar – Konzentration gut – ich stehe über der Situation und erreiche mein Ziel." –
- „Ich bin gesund – Nase und Kehlkopf sind gut durchblutet, Nase und Kehlkopf warm – schwer, warm, gelöst, entspannt bin ich in Ordnung." –

Für den Ungeduldigen:

- „Ich bin tolerant." –

Für den, der auf seine Kalorien achten muß und der weiß, wie er leben muß:

- „Ich esse bewußt." –
- „Ich laufe jeden Tag 100 Schritte." –
- „Es atmet mich." (mit Atementspannungsgymnastik) –
- „Ich bin ruhig, mutig, gelöst, entspannt." –

Gesundheitshilfen und Tips für den Alltag

Gesund durch eigene Aktivität

„Gesundheit ist nicht alles – aber alles ist ohne Gesundheit nichts."
Diesen Ausspruch Schopenhauers kennen Sie! Wenn man nur wüßte, wie man gesund bleiben könnte! Hätte ich „das oder das" getan, wäre ich vielleicht nicht krank geworden.
Der Raucher ist erst nach dem Herzinfarkt hoffentlich bereit, das Rauchen aufzugeben, dann weiß er, daß es schadet. Vorher möchte er nicht verzichten.
Wenn man als Arzt seine Überlegungen aus mehr als 30 Jahren Praxis anstellt, weiß man, daß die meisten Menschen zwar noch nicht krank, aber auch nicht mehr gesund sind. Sie könnten jedoch gesund bleiben oder werden, wenn sie ganz einfache Dinge wissen: was – wie – wann – wo?
Jeder Mensch muß selbst aktiv sein, seinen Impulsen nachgehen und alles einsetzen, was seine Kräfte erhält.
Daß Laufen gesund sein soll, daß Bewegung ein anerkanntes „Medikament" ist, hat sich herumgesprochen – aber trotzdem, die so bekannte Bequemlichkeit, der „reißende Wolf vor deiner Tür" (wie sie von einem Amerikaner bezeichnet wurde), verhindert die Aktion.
Es gibt viele einfache Alltagshilfen, für die man nicht einmal viel Zeit benötigt. Man muß sie nur kennen und praktizieren. Aus der Fülle möglicher Eigenhilfen möchte ich Ihnen Aktivitäten vorstellen, die Freude bereiten.

- Machen Sie nach Möglichkeit schon vor dem Frühstück einen Spaziergang; 5–10 Minuten genügen. Schauen Sie sich den Himmel an, die Blumen am Wege. Sagen Sie Ihren Mitmenschen fröhlich „Guten Morgen!" Denken Sie etwas Schönes, dabei erholen Sie sich.
- Nun kann nicht jeder morgens vor dem Frühstück spazierengehen. Ihm

helfen auch schon ein paar Reck- und Streckübungen vor dem offenen Fenster mit kräftiger Ausatmung auf die Vokale A und O, die Sie am besten singen.
Dann sind Sie für den Tag bereit. Sie ärgern sich nicht mehr, und ein anderer kann Sie nicht ärgern. Das ist eine gute Seelenpflege und gehört zur Psychohygiene.

Und noch ein paar Tips:

- Wenn Sie auf die Straße gehen, etwas besorgen, legen Sie doch einmal einen Schritt zu – gehen Sie schneller als gewöhnlich.
- Laufen Sie zum Beispiel einmal Treppen hinauf. So oft Sie können, sollten Sie Treppen hinauflaufen, federnd, schwingend. Das ist ein willkommenes Training.
- Von der Bewegung her können Sie auch manches für sich tun, ob Sie allein irgendwo sitzen oder als Begleitperson im Auto. Sie können Ihren Kopf seitlich über die Schultern neigen und ihn langsam drehen. Die Arme hängen dabei herunter – Sie lassen sich, Sie sind locker, gelöst, entspannt – Ihre Augen sehen nach oben. Und wenn die Verspannungen in der Nackenmuskulatur sehr stark sind, machen Sie ab und zu feuchtheiße Kompressen auf den Hals und Nacken und schließen mit einer Akupressur ab, indem Sie links und rechts neben der Wirbelsäule versuchen, den Schmerzpunkt auszudrücken und dann zu verstreichen. Auch wenn Sie Ihre Hand einfach auf die schmerzenden Stellen legen, tut das gut.
- Ein Tip für den frühen Morgen, vor allem dann, wenn Sie Schwierigkeiten mit den Beinen haben, bei Durchblutungsstörungen: Beide Beine 5–10 Minuten an der Wand (noch im Bett) hochlagern, diese Haltung durch Radfahren unterbauen und auflockern, ein paarmal den Oberkörper aufrichten, als ob Sie aufstehen wollten, das könnte nützen. Das mobilisiert, das heißt, dies macht beweglich.
- Haben Sie Gelegenheit, durch den Garten zu laufen, über eine Wiese, so tun Sie das. Auch ein kurzer Lauf barfuß im Schnee tut gut, alles durchblutungsfördernde Maßnahmen, die man kennen und schätzen lernt.
- Dazu gehören auch Fußbäder, möglichst Wechselfußbäder im Zeitverhältnis 5:1 (heiß:kalt), wie auch Wechselduschen, die man mehrmals täglich, vor allem aber morgens nach dem Aufstehen anwenden sollte. Kurz heiß – so heiß, wie man es verträgt – duschen und mit einem kalten Guß schnell abschließen.
- Wer leicht friert, sollte sich immer warm halten, gegebenenfalls Opas alte Zipfelmütze anwenden und mit Wollsachen ins Bett gehen, außerdem

einen heißen Tee mit Honig trinken. Wer es gelernt hat, sich mit dem autogenen Training warm zu machen, stellt sich hiermit auf die Wärme ein. „Ich fühle mich wohlig warm" ist das Resultat – der Mensch ist in Ordnung und fühlt sich wohl.

- Natürlich läßt sich auch die Kühle herbeitrainieren, wesentlich bei Kopfschmerzen –, aber hier sollte man den Arzt fragen und eine richtige Einweisung bekommen, da es sich um eine Sonderform des autogenen Trainings handelt, was durch die Formel „Meine Stirn ein wenig kühl" zum Ausdruck kommt. Immer wieder kehren wir zum autogenen Training zurück und sprechen damit die geistige Haltung und eine mögliche Form der Selbstbeeinflussung an, die damit entscheidend zum Tragen kommt. Der Mensch, der geistig gesund ist, ist harmonisch und leistungsfähig.
- Wie oft am Tage fällt Ihnen etwas hin. Fast immer sind Sie ärgerlich. Falsch! Freuen Sie sich, daß Sie Gelegenheit haben, sich zu bücken! Das Aufheben – positiv eingestellt – soll Spaß machen und Ihrer Wirbelsäule, „dem Kreuz", guttun. Diese Übung können Sie noch unterstreichen, indem Sie sich recken und strecken wie eine Katze.
- Auch von der Ernährung her können Sie die Chance wahrnehmen, gesund zu bleiben (siehe auch Seite 97). Essen Sie öfter eine Kleinigkeit – Quark, Haferflocken, Obst, Joghurt, ergänzt durch 1–2 Teelöffel Weizenkeime. Dies alles sind bekömmliche und leicht verdauliche Energiespender. Dadurch vermeiden Sie Stoffwechselstörungen.
- Besonders wichtig aber ist Ihre innere Haltung – die positive Einstellung zum Tag, zum Leben. Vermeiden Sie negatives Denken, den fatalen Konjunktiv – nicht – nein – hätte – wäre – könnte – sollte. Stehen Sie mit beiden Füßen fest in der Gegenwart. Packen Sie Ihre Probleme an!
- Sprechen Sie auch mit anderen über Ihre Sorgen, Ihren Kummer. Menschen, die miteinander reden, können alles klären, sie verstehen sich besser. Heben Sie Konflikte, die sich nicht beseitigen lassen, auf, ohne sie zu verdrängen. Denken Sie positiv, und die Lösung kommt von selbst.
- Wenn Sie einem anderen gegenüber Groll und ungute Gefühle haben, werden Sie sich über die Ursachen klar, packen Sie aus und schließen mit ihm Frieden!

Eins sollte man aber auch nicht vergessen: das Hobby – die Lieblingsbeschäftigung, die Ihnen Freude macht, in der Sie aufgehen, bei der Sie ein anderer Mensch sind. Wer etwas tut, was ihm Freude macht, wird mit den harten Aufgaben des Alltags besser fertig, und das Leben macht Spaß.

Malen und Zeichnen, mit Farben umgehen, Musik hören und ausüben, Basteln, Werken sind kreative Tätigkeiten, sie erfüllen den Menschen und machen ihn zufrieden.
Das dient der Entspannung, der Gesundheit und führt zu einem körperlich-seelischen Gleichgewicht, zur Harmonie. Ähnliche Aufgaben erfüllt auch Yoga.

Yoga

Yoga ist eine jahrtausendealte indische Lehre, mit der sich der Mensch durch körperliche und geistige Übungen auf sich selbst besinnen, gegebenenfalls seine Lebensweise ändern kann und damit ein gesundes, glückliches Leben führt.
Streß ist eine Zeiterscheinung, unter der viele Menschen leiden und die das Bild der Nervosität, von Kreislaufschäden und Schlafstörungen widerspiegelt. Möglichkeiten, dieses Problem in den Griff zu bekommen, bieten autogenes Training und Yoga. Dadurch wird die positive Grundeinstellung stabilisiert, die körperliche und geistige Gesundheit festigt.
Die Technik kann nur von einem erfahrenen Lehrer vermittelt werden. Körperhaltung, innere Versenkung und Atmung sind die Schwerpunkte von Yoga. Jeder Tag muß positiv neu begonnen werden.
Yogaübungen sollten nur durchgeführt werden, wenn der Magen nicht durch Essen belastet ist. Auch sollte man vor dem Schlafengehen kein Yoga praktizieren, da man sonst zu munter wird.
Der Übungsort sollte ruhig, hell und sonnig sein – in der Regel in der Wohnung, im Garten oder auf einer Waldwiese. Am besten übt man auf einer einfachen Wolldecke, die man dreifach längs zusammenfaltet, damit der ausgestreckte Körper darauf paßt.
Man übt täglich zur gleichen Zeit am gleichen Ort auf dieser „Yogadecke". Die meisten Yogis üben 20 Minuten lang.
Vor Beginn der Übungen sollte der Körper warm sein, damit sich Muskeln und Sehnen besser entspannen lassen; das stärkt die Knochen und hilft, die Gelenke beweglicher zu machen. Wichtig ist das bewußte Atmen. Beim Atmen nimmt unser Blut Sauerstoff auf und gibt Kohlendioxid ab. Durch die Atemtechnik beim Yoga atmet der Übende weniger eigenverbrauchte Luft wieder ein als jemand, der flach atmet.

Die „Erfrischungsatmung“ ist eine Übung, die besonders guttut, wenn man lange an der Schreibmaschine sitzt oder beim Lesen eines Buches ermüdet. Man muß langsam und tief atmen, vor allem die Lunge nimmt dabei mehr Sauerstoff auf, wichtig für das Wohlbefinden und für die Nerven. Der Mensch wird dadurch erfrischt.

Die Yogaübungen werden in verschiedenen Haltungen durchgeführt, die bei mancherlei Störungen und Beschwerden helfen sollen. Am wichtigsten ist die Entspannungsmeditation, die in der Ausatmung als beruhigend und erfrischend beschrieben wird. Mit dieser Yogaübung kann man unter anderem die Konzentration verbessern, die Entschlußkraft stärken, Streß bewältigen und dadurch Selbstsicherheit und Lebensfreude erzeugen.

Körperhaltungen und Atembeherrschung beeinflussen die geistige Entwicklung. Haltungen für die innere Versenkung sind Seitenlage, Hocke, Lotossitz, Kopfstand oder Kerze. Die Konzentriertheit, die als *Sonnengebet* deutlich wird, das aus der „Diamanthaltung“ entwickelt wird, dabei ist der Kopf der Sonne zugewandt, bedeutet Gefaßtbleiben in unangenehmen Situationen, darüberstehen, die Entschlußkraft bewahren, also stark bleiben bei aller Demut, Bescheidenheit, die sich abzeichnet.

Diese Meditation ist jedermann zugänglich, steht zu keiner Religion im Widerspruch und erfordert keine besondere Lebensweise, allerdings sind die Übungen von der Wendigkeit des Körpers und damit auch vom Alter abhängig.

Psychische Alltagshilfen und Tips zum Gesundsein, zum fröhlichen, bewußten Leben

Aus dem Gesagten geht hervor, daß die Begegnung des Menschen im zwischenmenschlichen Bereich wesentlich und oft entscheidend für die Haltung des einzelnen ist.
Sagen Sie nie einem anderen, daß er schlecht aussieht – im Gegenteil, muntern Sie ihn auf, z. B., daß er noch jung ist und gut wirkt. Einer Dame zu sagen, wie toll ihr das neue Kostüm steht, wie schön sie in ihrem Kleid aussieht, das farblich abgestimmt ist – das alles ist wesentlich, da Sie damit Streicheleinheiten vergeben, die den Menschen aufbauen, der vielleicht in Angst und Sorge lebt, der eine Erfüllung sucht. Mit Ihrer positiven Kritik blüht er auf, er fühlt sich wohler. Er hat sich selbst gefunden, denn er wird bestätigt. Und das tut ihm gut, läßt ihn wachsen und froh sein.
Und hat jemand viele Beschwerden und Schmerzen, sollte er an die Menschen denken, die er kennt und denen es schlechter geht als ihm selbst. Er sollte diesen Menschen gute Gedanken schicken, dankbaren Herzens. Und diese Dankbarkeit wird zum erlebten Glück, was die Ehrfurcht vor dem Leben einschließt. „Ich bin erfüllt von der Ehrfurcht vor dem Leben!" so lautet die Einstellung, und das Gefühl der Dankbarkeit trägt, es gibt Mut, Sicherheit und Vertrauen.
Ein ganz heißer Tip ist es, Freude zu bereiten, z. B. etwas möglichst individuell ausgesuchtes Schönes zu verschenken. Oder sagen Sie dem anderen Menschen telefonisch oder brieflich etwa Nettes – die Hauptsache ist, es erreicht des Menschen Herz, und er spürt: Das ist ehrlich gemeint. Freundschaften brauchen die Wahrheit, damit aber auch Mut, diese zu vertreten. Ich sehe dich, ich erkenne dich, ich sage offen, was ich denke, fühle, empfinde. Dann haben Sie meist bei sich aufgeräumt und sind eine Last los. Das macht frei und froh.
Dies alles und mehr kommt im zwischenmenschlichen Bereich auf mich zu!

Das gilt es zu bewältigen – und „Ich schaffe ES".
Zusammengefaßt, als Kurzvorsätze, könnten die Formeln wie folgt – unten:

- Nett sein, was heißt das? –
- Waren Sie heute schon einmal nett? –
- Haben Sie jemanden gelobt, Freude bereitet, dabei eine Streicheleinheit vergeben? –

In unserer oft leeren, oft lieblosen Zeit ist das alles sehr wichtig – das macht Freude, beschwingt und gibt dem Angesprochenen Selbstvertrauen.
Er ist er selbst, und die liebevolle Zuwendung tut ihm gut.
Es ist so einfach, nett und lieb zu sein. Wenn dies von Herzen kommt, um so besser. In Liebe und Wahrheit sollten solche Handlungen erfolgen, das tut allen gut – dem Gebenden und Nehmenden, mehr noch: Das unterstreicht das Ja zum Leben.
Mut gehört zu der so notwendigen positiven Einstellung zum Leben, die jeder Mensch braucht, der bewußt lebt, um Gutes zu tun und zu empfangen.

Auftakt zum „guten Morgen"

Sie sind jeden Morgen in Eile – das ist falsch. Sie trinken schnell Kaffee, rauchen eine Zigarette, lesen die Zeitung und sind weg.
Sie haben Ihren „Akku" geladen, Energien gespeichert, sich informiert und stürzen sich auf das Karussell des Lebens – auf Ihr Karussell!
Meine Fragen an Sie: Haben Sie eigentlich den neuen Morgen begrüßt? Den Himmel gesehen? Das Wetter gespürt? Haben Sie Ihren Mitmenschen freundlich „Guten Morgen" gesagt?
Oder haben Sie auch an etwas Schönes gedacht? Einen freundlichen Gedanken ausgesandt? Waren Sie schon nett?
Dies alles sind wichtige Faktoren für den richtig gelebten Tag, für die positive Einstellung.

Hierzu einige Anregungen:

- Sie sollten 5–10 Minuten ruhig sein – sich zum Beispiel mit dem autogenen Training, der Methode der konzentrativen Selbstentspannung, konzentrieren.
- Stellen Sie sich ruhig einmal ans offene Fenster und atmen ein paarmal tief aus und ein – vielmehr, lassen Sie „sich atmen".

- Danach frühstücken Sie in Ruhe und sagen fröhlich „Auf Wiedersehen".

So beginnen Sie Ihren „guten Morgen" froh und stellen sich ruhig, konzentriert und positiv auf Ihren Tag ein.

Guten Morgen und Tips für den Arbeitsplatz

Sie wünschen Ihrer Familie zu Hause, Ihren Mitarbeitern im Büro einen guten, einen frohen Morgen.
Nicht nur im Urlaub wünscht man sich einen schönen Tag, sondern ganz bewußt auch im Alltag zu Hause – immer.
Der Arbeitstag ist angelaufen – Telefone klingeln, Gespräche müssen geführt werden – sie erfordern Konzentration, denn die Arbeit muß erledigt werden.
Der erste Tiefpunkt – eine Ermüdungsphase – kommt nach 3 Stunden. Eine Pause ist sinnvoll – eine kurze Pause.
Muß das immer eine Kaffeepause sein?
Ein Joghurt oder Obst, gegebenenfalls je nach Hunger ein Frühstücksbrot, heben den vielleicht abgesunkenen Blutzuckerpiegel. Gezielte Atementspannungsübungen, wie wir sie aus dem Yoga und autogenen Training kennen, machen frisch – Sie arbeiten weiter bis zur Mittagspause.
Eine leichte Mahlzeit – warmes Essen sollte gegenüber den Snacks meistens bevorzugt werden – baut wieder auf, ist die Grundlage für den weiteren Tag.
Nach dem Essen sollten Sie einen kurzen Spaziergang machen, vielleicht etwas laufen.
Wenn Sie viel unterwegs sind, auf Dienstreisen mit dem Auto, der Bahn oder dem Flugzeug, sollten Sie sich immer Zeit für einen Mittagsimbiß nach Ihrer Gewohnheit, nach Ihrer inneren Uhr nehmen. Damit gelingt es Ihnen, ausgeglichen zu sein und auch gedanklich Ihre Arbeit zu bewältigen.
Der Dienst ist zu Ende, Sie fahren nach Hause. Sie treiben Sport und haben Bewegungsausgleich. Sie gehen zum Schwimmen, spielen Tennis oder Volleyball. An anderen Abenden besuchen Sie ein Konzert, eine Oper, ein Schauspiel.
Sie sind auch öfter eingeladen und haben so viel Abwechslung – das ist Entspannung!

Sie haben diese auch, wenn Sie zu Hause ein Buch lesen, selbst musizieren oder malen und zeichnen, auch, wenn Sie sich mit der Familie unterhalten. Sie sagen Ja zum Leben, haben Freude.
Sie wissen, der Tag hat seinen bestimmten Rhythmus, Aufgaben aller Art sollten erfüllt werden. Und dabei sind Sie nun Sie selbst, innerlich entspannt und zufrieden. Ihr Ziel sollte also sein: harmonisch sein.
Vielleicht haben Sie einen Hund oder eine Katze zum Freund, den Sie gern haben. Den Hund auszuführen, mit der Katze zu spielen, ist Ihnen eine liebe Gewohnheit.
Noch besser als alle Haustiere - Hund, Katze, Vögel, Fische - sind Kinder in der Familie, die Sie liebhaben und verstehen. Vater und Mutter sollten immer so viel Zeit haben, daß die Kinder gern zu Hause leben und sich geborgen fühlen.

Einen guten Morgen

Einen guten Morgen möchten Sie haben und damit einen guten Tag? - Ihren Tag!
Der Kopf spielt mit - auch innerlich? Dann sollten Sie von allen belastenden Gedanken Abstand nehmen!
Sie lachen, wenn ich Ihnen sage: „Rufen Sie einmal laut ‚Hallo!' aus dem Fenster."
Was ist daran falsch? Gar nichts, im Gegenteil, dies ist goldrichtig bei Verkrampfungen, Verspannungen, schlechter Laune, die Sie erst gar nicht haben sollten; denn üble Laune macht krank.
Über ein Ventil Dampf abzulassen, tut gut. Diesen „Dampf" singen Sie heraus, und Sie fühlen sich danach frei und froh. Und am Abend tanzen Sie - machen rhythmische Schritte nach Musik, was Sie entspannt, löst, froh macht.
Damit fallen alle inneren Lasten weg. Sie bekommen Abstand und sind fähig, sich selbst zu beeinflussen. Vor allem sind Sie frei und froh. Das sind wesentliche Gesichtspunkte, um Hemmungen zu überwinden.
Ruhig, mutig, sicher, frei und froh - so sollte Ihre Einstellung sein!

Ein positiver Tagesanfang

Ich wünsche Ihnen einen guten Tag!
Sie sind aufgewacht – Sie räkeln und strecken sich. Sie dehnen Ihren Körper, Sie heben und bewegen die Arme, die Beine, Sie fahren im Liegen Rad.
Sie machen mit der rechten und dann mit der linken Hand fest eine Faust. Nun massieren Sie leicht Ihr Gesicht. Die Augen machen Sie abwechselnd auf und zu.
Sie sind wach, setzen sich auf den Bettrand, bewegen die Füße, die Zehen. Gähnen überkommt Sie. Aus dem Gähnen wird ein langes Ausatmen. Sie singen a – e – i – o – u – und beenden diese Singatmung mit einer Melodie, die Ihnen gefällt.
Dann stehen Sie auf und recken und strecken sich. Sie sind frisch und fröhlich. Stehen Sie nie zu schnell auf! Zusammenreißen am Morgen sollten Sie sich nicht gerade, sondern sich immer etwas Zeit nehmen.
Machen Sie jetzt eine Entspannungsübung! Am besten eine Aus- und Einatmungsübung. Stellen Sie sich positiv ein, und sagen Sie sich innerlich als Seufzeratmung, Ruderatmung oder Ruheatmung konzentriert den Satz

– „Ich habe Vertrauen – Ich schaffe meinen Tag!“ -

Nach dieser Pause gehen Sie unter die Dusche. Drehen Sie diese weit auf, möglichst heiß, abschließend kalt über den ganzen Körper oder auf die Beine beschränkt. Frisch und fröhlich kommen Sie aus Ihrer Dusche. Sie frottieren sich trocken und singen dabei.
Der Tag hat begonnen – Ihr Tag! Immer wieder sagen Sie sich innerlich

– „Ich habe Vertrauen – Ich schaffe den Tag!“ –

Sie gehen zum Frühstück. Sie genießen einen nicht zu kalten Saft oder eine Frucht. Sie sollten möglichst ein Müsli oder ein Vollkornbrot mit Honig, Marmelade, Quark oder Käse essen. Dazu trinken Sie Tee, Kaffee oder auch Milch.
Kauen Sie die Speisen gut, und speicheln Sie die Nahrung genügend ein. Nehmen Sie sich vor allem Zeit, und essen Sie bewußt – denken Sie nicht über Ihre Probleme nach! Lassen Sie Ihre Arbeit noch draußen, haben Sie schöne Gedanken.
Jetzt stehen Sie auf und starten zu Ihrem Arbeitsplatz, wo Sie mutig und zuversichtlich beginnen. So sind Sie bereit für den Tag, für seine Aufgaben, für seine Menschen. Sie erleben auf diese Weise die Harmonie, die Gesundheit darstellt. Diese schöpfen Sie aus ganzheitlicher Sicht – aus dem Erlebnis „Leben“.

Aufräumen mit Verstand

Sie sind bedrückt, einfach, weil Sie nicht aufgeräumt haben?
Nehmen Sie sich selbst in den Griff, und konzentrieren Sie sich auf den Satz

- „Ich räume auf!" -,

ein Satz, den Sie aus der Vorsatzhilfe des autogenen Trainings verwenden können. Sie werden sich wundern, wie gut das geht.
Und mit dieser Aktion schaffen Sie eine gewisse äußere Ordnung, die sich nach innen überträgt, die also Harmonie bringt, sowohl in das äußere wie auch im inneren Dasein.
„Aufräumen mit Verstand" heißt, nicht alles wegzuwerfen, sondern zu sichten - also Klartext zu schaffen. Damit kommen Sie zur Ruhe und sind nachher froh. Der Tag wird positiv bewältigt.

Streß ausschalten

Sie regen sich über jede Kleinigkeit auf? Streß - Termine, Besprechungen, Reisen - hält Sie in Atem.
Dieses unregelmäßige Leben beginnt sich auszuwirken. Sie seufzen „Ich kann nicht mehr!" Es wird Ihnen einfach alles zuviel. Sie befinden sich in einem Zustand der „gespannten Erschöpfung" und möchten wieder ruhig, konzentriert, fit sein und bleiben.
Dazu ein Rezept:

- Schalten Sie den Streß aus, und entspannen Sie sich durch richtig gestaltete Freizeit (Mittagspause, Feierabend, Wochenende, Urlaub, Hobby) und autogenes Training.
- Ein Stopp dem Rauchen, dem Alkohol und den Tabletten. Eine Vorsatzhilfe aus dem autogenen Training hilft Ihnen dabei, so zum Beispiel:
  - „Ich bin unabhängig und frei!" -
  - „Ruhig, mutig, sicher, frei und froh!" -
- Bewegen Sie sich reichlich und richtig. Sie sollten täglich gehen, laufen, schwimmen, tanzen oder eine andere sportliche Aktivität ausüben, wie Gymnastik treiben, am Wochenende wandern.
- Ernähren Sie sich maßvoll und so natürlich wie möglich. Bevorzugen Sie Frischkost, in der viele Vitamine enthalten sind.

- Sorgen Sie für ausreichenden Schlaf! Lassen Sie den „seelischen Rucksack" vor der Tür stehen, dann kann er am Einschlafen nicht hindern. Vermeiden Sie möglichst Schlafmittel! Schlafen Sie – „ruhig, gelöst, entspannt!"
- Wichtig ist besonders eine positive Lebenseinstellung.
  So sind Sie froh – frei – fit – gesund! Darum:
  „Bewege dich reichlich –
  ernähre dich maßvoll –
  bleibe gelassen und damit gesund!"

Rauchen-Entwöhnung

Sie möchten gern mit dem Rauchen aufhören?
Sie wissen: Rauchen macht krank, schadet dem Herzen, der Leber, dem Blut!
Sie sagen sich:
– „Ich höre auf! –
– „Ich bestimme slbst!" –
– „Ich bin frei vom Rauchen!" –
– „Ich bin frei!" –
– „Rauchen uninteressant!" –
– „Rauchen gleichgültig!" –
Bei innerer Bereitschaft, das Rauchen einzustellen, bauen Sie diesen Satz in Ihr Gedankengut ein – Sie programmieren und konzentrieren sich -
– Rauchen uninteressant –
– Rauchen gleichgültig! –
Wer das autogene Training kennt, kann diese Formulierung als Vorsatzhilfe, als „Praxis der Selbsthypnose" einsetzen!
– Rauchen uninteressant –
– Rauchen gleichgültig! –
Stopp dem Rauchen – Stopp, und im Wissen um die schädlichen Reaktionen hat das Stopp Erfolg, besonders, wenn die Ernährung dabei in Ordnung ist, nervöse Störungen dabei abgebaut sind und die Entspannung (autogenes Training) durchgeführt wird.

Alkoholmißbrauch

Sie trinken manchmal ein bißchen viel Alkohol – Bier, Wein, Branntwein – was auch immer, es ist zu viel.
Sie spüren das und möchten davon freikommen. Dabei hilft Ihnen das autogene Training.
Hierzu eine Vorsatzhilfe:

– Alkohol gleichgültig –
– Alkohol uninteressant –

Das prägt sich ein, und Sie vermeiden es, Alkoholiker, alkoholkrank zu werden mit der Schlußformulierung:

– „Ich bin unabhängig und frei! – frei! – frei!" –

Fit am Arbeitsplatz

Sie sitzen den ganzen Tag am Schreibtisch, im Auto, und abends sitzen Sie vor dem Fernseher. Stehen Sie vielleicht an einer Maschine oder in einem Geschäft?
Sie sitzen oder stehen und bewegen sich zu wenig oder einseitig.
Ganz gleich, welchen Beruf Sie ausüben, Sie sollten für einen Bewegungsausgleich sorgen. Dieser dient der Entspannung und damit der Erholung.
Sie sind beispielsweise im Büro tätig. Schreibarbeiten, Gespräche, Telefonate, Termine halten Sie in Atem. Sie arbeiten viel an der Schreibmaschine – das macht müde. Kleine Pausen würden Ihnen guttun.
Hier einige Hilfen:

- Lehnen Sie sich bequem in Ihrem Stuhl zurück! Recken und strecken Sie sich, atmen Sie tief mit einem Seufzer aus – ein Augenblick der Ruhe bringt Ihnen Abstand zu Ihren Problemen und neue Kraft zur Konzentration.
- Wenn Sie allein im Büro sind, machen Sie eine Atementspannungsübung am offenen Fenster; locker stehen, wechselnd gespannte und entspannte Haltung.
- Stellen Sie sich vor, Sie möchten aus den obersten Zweigen eines Apfelbaumes Äpfel pflücken. Sie reichen mit Ihren Armen hoch hinauf

und „legen dann die gepflückten Äpfel in einen Korb“. Dies ist ein Bewegungsspiel in der Vorstellung, das Spaß macht.

- Auch Entspannungsübungen als Ruder-, Seufzer-, Schwung-, Sing- und Lachatmung machen fröhlich. Die einzelnen Atmungen bezeichnen die möglichen Formen der Ausatmung: Sie rudern, atmen aus, Sie seufzen sich frei, Sie werfen einen Sack ab, Sie singen, Sie lachen – das sind natürliche Ausatmungsformen, die jeder kennt.
- Oder Sie laufen 50 Schritte auf der Stelle – eine erholsame Übung, die Sie fit hält.
- Arbeiten Sie in einem Hochhaus, so benutzen Sie nicht immer den Fahrstuhl! Steigen Sie so aus, daß Sie noch 50 Stufen laufen müssen! Das gibt Kraft und Schwung.
- Machen Sie zwischen der Arbeit auch einmal Spannungs- und Entspannungsübungen mit Ihren Händen. Ballen Sie beide Hände zu Fäusten, rechts und links, und lassen wieder locker – im schnellen Wechsel – dabei gut durchatmen!

Körperliche Beschwerden – und wie man ihnen begegnet

Wenn Sie Schmerzen im Halsbereich haben, wenn Ihr Nacken verspannt ist, drehen Sie Ihren Kopf mehrmals langsam im Kreis über beide Schultern – rechts und links herum. Nicken Sie einige Male mit dem Kopf – sagen Sie „Ja“, oder schütteln Sie ihn zum „Nein“.
Ist Ihr Nacken sehr verspannt, empfehle ich Ihnen, die Durchblutung anzuregen.
Dazu machen Sie zu Hause feuchtheiße Kompressen. Legen Sie ein kleines Handtuch ins heiße Wasser, pressen es aus und legen es in den Nacken. Während diese Kompresse ihre Wirkung tut, bereiten Sie schon die nächste vor. Dies geschieht mehrmals in schnellem Wechsel bei einer Gesamtdauer von 10 Minuten.
Sie können auch das Gesicht mit einer feuchtheißen Kompresse abreiben. Dies kennen wir vom Flugzeug vor der Landung; es weckt die Lebensgeister.
Da Sie im Büro wohl keine Kompressen machen können, helfen Sie sich mit Akupressur. Tasten Sie im Nacken parallel der Wirbelsäule Ihre Streß- und damit Ihre Schmerzpunkte. Sie liegen parallel neben der Wirbelsäule, die Schmerzempfindung gibt Antwort. Mit den Zeige- oder Mittelfingern

machen Sie auf diesen Schmerzstellen kreisförmige Bewegungen und drücken dabei fest auf den jeweiligen Schmerzpunkt.
Mit dieser Druckpunktmassage lösen Sie kleine Verspannungen. Dadurch wird die Durchblutung gefördert, und oft werden die Schmerzen beseitigt. Sie erreichen damit manchmal eine augenblickliche Hilfe, für die Sie wenig Zeit benötigen.

Akupressur

Bei der Akupressur ist es gut, die Head-Zonen anzusprechen, also die Hautregionen, in denen sich die nervale Versorgung der Organe widerspiegelt.
Bei bestimmten körperlichen Beschwerden werden bestehende Blockaden durch gezielten Fingerdruck oder gezielte Punktion mit der Nadel aufgehoben.
In einem schmerzhaften Bereich suchen Sie den wichtigsten Punkt – den Druckpunkt – und „pressen“ den Schmerz unter Druckpunktmassage aus. Man findet den Punkt, indem man mit dem Zeigefinger oder Daumen die gesamte Hautregion systematisch abtastet und schmerzende Stellen drückt.
Sind Ihre Schultergelenke verspannt, schmerzen sie vielleicht sogar? Machen Sie eine „Kraulübung im Trockenen“, wie Sie sie vom Schwimmen kennen. Flügelschlagen hilft auch. Legen Sie Ihre Hände rechts und links auf Ihre Schultern und machen mit angewinkelten Armen Dreh- und Kreisbewegungen nach allen Seiten.
Die geplagte Wirbelsäule können Sie durch kleine Bewegungsübungen entlasten. Sie beugen sich aus dem Stand heraus einmal weit nach vorne, so daß Ihre Arme zwischen den Beinen fast den Fußboden berühren. Dann recken Sie sich wieder hoch, so, als würden Sie wie eine Kasperlefigur oben am Kopf in die Höhe gezogen.
Oder machen Sie den „Zehengang“ – täglich 2- bis 3mal für 1 – 2 Minuten. Das bedeutet Entspannung des Stützapparats – vielleicht können Sie diese Übungen zwischen Ihrer Arbeit einschieben.
Wenn Ihre Beine schmerzen, legen Sie sie einmal hoch!
Sie können auch eine *Fußgymnastik* machen. Ziehen Sie – vielleicht während eines Telefongesprächs – Ihre Zehen in den Schuhen an. Sie beugen und strecken Ihre Zehen – ein Greifspiel, das die Durchblutung erhöht und kalten Füßen vorbeugt.
Bei angespanntem Arbeiten und Aufregungen aller Art sinkt oft der

Blutzuckerspiegel. Daher ist es wichtig, daß Sie kleine Pausen einlegen, in denen Sie etwas zu sich nehmen: Obst, Joghurt, Quark, Müsli, Milch oder Trockenfrüchte sind Erfrischungen, die den Zuckerspiegel heben. Wichtig ist, daß Sie keinen Hunger mehr haben, sich aber auch nicht belasten!
Wenn Sie Ärger oder Aufregungen haben, schalten Sie einfach einmal ab. Sehen Sie sich die Blume auf Ihrem Arbeitstisch an oder ein Bild, das Ihnen lieb ist. Denken Sie einfach einmal an etwas anderes, an etwas, was Sie froh macht.
Wollen Sie sich frischer und leistungsfähiger fühlen, können Sie auch den von Pfarrer Kneipp empfohlenen *Knoblauch* einschalten – als Heilkraut oder als Dragees, zum Beispiel als Ravalgen von Bioran oder als Kwai-Kapseln von Lichtwer, beides ist in der Apotheke erhältlich.
Und nun wünsche ich, daß diese Anregungen Ihnen helfen, den Alltag besser zu bewältigen.

Hilfe bei gesundheitlichen Störungen

Gesundheit fängt beim Blutdruck an

Kennen Sie Ihre Blutdruckwerte?
Risikofaktoren für einen zu hohen Blutdruck sind Bewegungsmangel, Rauchen, Nikotinmißbrauch, Übergewicht, Alkoholmißbrauch, Erhöhung der Blutfettwerte, Streß, auch Diabetes. Diesen Risikofaktoren müssen Sie positiv begegnen.
Bewegungsmangel macht krank – das wissen Sie. Also ist Bewegungsaktivität wichtig!
5mal in der Woche 10 Minuten laufen ist besser, als einmal eine lange Wanderung zu machen. Das tut Ihnen und „Ihrem Blutdruck" gut, das schafft einen Ausgleich – eine Entspannung. Einfach gehen, spazierengehen, ist auch recht. Die Regelmäßigkeit, die Ausdauer, die Anforderung bringt es. Oder Sie laufen 2mal täglich auf einer Strecke je 5 Minuten oder 5 Minuten auf der Stelle, auf einer Schaumstoffmatte zum Beispiel vor dem offenen Fenster.
Vielleicht machen Sie auch täglich einen Spaziergang. Legen Sie ein Lauftraining ein: Gehen Sie 20 Schritte, dann laufen Sie 20 Schritte, dann 40 Schritte gehen – 40 Schritte laufen – 60 Schritte gehen – 60 Schritte laufen – 80 Schritte gehen – 80 Schritte laufen bis 100 Schritte gehen und 100 Schritte laufen. Das ist eine gute Vorbeugung.
Wissen Sie, daß die *optimale Pulszahl* dann 180 minus Lebensalter betragen soll?
Bewegen Sie sich also reichlich! Finden Sie Ihre Bewegungsform, und Sie fördern die Stabilität von Herz und Kreislauf, auch stärken Sie Ihren Blutdruck.
Es gibt auch vegetativ bedingte Ursachen für einen zu hohen Blutdruck. Er schnellt zum Beispiel bei Aufregungen hoch, verändert sich bei Schockerleb-

nissen, bei Trauer – kurz: Die Höhe des Blutdrucks hängt vielfach von Gefühlserregungen ab, also von Streßreaktionen. Diese kann man hervorragend durch autogenes Training beeinflussen. Damit gelingt es, ruhig zu bleiben und seinen Blutdruck in Ordnung zu halten. Sie selbst sind fähig, ihn zu regulieren.
Die Notwendigkeit einer regelmäßigen Kontrolle des Blutdrucks ergibt sich von selbst. Außerdem müssen die Risikofaktoren erkannt und vermieden werden: Streß, Übergewicht, Bewegungsmangel, zu fettreiche Nahrung, Rauchen, Alkohol.*
Als Vorsorge bieten sich an: autogenes Training, Bewegungstraining (Gehen, Laufen und individuell beliebte sportliche Aktivitäten) sowie gesunde und wohl ausgewogene Ernährung (fettarm und vitaminreich), verbunden mit Lebensfreude, der positiven Einstellung – dem Ja zum Leben, was besonders für den älter werdenden Menschen wichtig ist, der einen erweiterten Lebensinhalt braucht.
So sind Sie und Ihr Blutdruck in Ordnung – Sie sind gesund! **

Ihr Herz

Sie sind nicht krank, aber auch nicht gesund! Sie haben ein „aufgeregtes" Herz. Alles, aber auch alles „schlägt" auf das Herz. Sie hatten noch keinen Herzinfarkt, aber Sie haben Angst davor.
Sie haben eine vegetative Dystonie – Ihr Herz ist der Seismograph Ihrer Seele! Schützen Sie Ihr Herz! Was tun?

- Streß meiden, Ärger ausschalten. Erledigen Sie eins nach dem anderen – nicht hetzen lassen!
- Entspannung berücksichtigen – Nutzen Sie den Feierabend, das Wochenende – ab-spannen, ent-spannen! Pflegen Sie Ihr Hobby! – Nutzen Sie die Entspannungshilfe durch das autogene Training!
- Gehen Sie einmal in der Woche nach ärztlicher Untersuchung und Beratung in die Sauna.
- Schädliche Einflüsse, wie Nikotin – Alkohol – Tabletten, meiden!

---

* Näheres erfahren Sie in dem Buch „Trio-Training – ein Gesundheitstraining nach Maß", von Gisela Eberlein, Springer-Verlag Heidelberg, das über ein dreidimensionales Training auf wissenschaftlicher Basis berichtet: Entspannung, Bewegung, Ernährung.

** Ausführlich können Sie sich über Blutdruck erkundigen in dem Ratgeber „Risikofaktor Bluthochdruck", von Gerhard Leibold, ebenfalls erschienen im Dr. Werner Jopp Verlag, Wiesbaden 1988, ISBN 3-926955-06-6.

- Tägliche Bürstenmassage – täglich duschen!
- Schlafen Sie ruhig, gelöst, entspannt, ohne Schlafmittel mit dem autogenen Training.
- Beginnen und enden Sie den Tag mit einem guten Gedanken!

Erste Hilfe bei plötzlichen Herz-(Brust-)schmerzen

Jemand in Ihrer Umgebung faßt sich plötzlich und erschreckt an die linke Brustseite. Ist es das Herz oder etwas anderes?
Vielleicht handelt es sich um eine Angina pectoris, um eine Enge in der Brust, um eine Durchblutungsstörung am Herzen, der Herzkranzgefäße. Was tun?
Das alte *Hauffe-Armbad* hat immer noch seine Gültigkeit. Es konzentriert sich zunächst auf den Unterarm, beginnt mit einer Temperatur von etwa 31 Grad Celsius, die man durch Zulauf von heißem Wasser innerhalb von 15 Minuten auf 39–40 Grad Celsius ansteigen läßt. Die Wirkung auf die Herzkranzgefäße ist großartig. Sie entspannen auch die Gefäße und damit sich selbst, das Herz bekommt mehr Blut und damit mehr Sauerstoff.
Diese Maßnahme kann durch feuchtheiße Kompressen, in der Brustgegend links aufgelegt, unterstützt werden. Die weitere Behandlung und Überwachung muß durch den Arzt erfolgen.
Ist der Schmerz nach einigen Minuten noch unverändert stark vorhanden, muß sofort der Notarzt wegen Verdacht auf Herzinfarkt gerufen werden.

Brustenge

Sie haben Herzschmerzen? Manchmal treten sie nachts so gegen 3 Uhr plötzlich auf, und Sie haben Angst.
Meist liegt eine Durchblutungsstörung des Herzens zugrunde, die Herzkranzgefäße bekommen nicht genügend Blut, und damit erhält das Herz zu wenig Sauerstoff. Die Schmerzen entstehen durch mangelnden Abtransport der Schlacken. Es ist so, als ob ein alter Ofen nicht ausgenommen wurde. Was tun?
Stehen Sie auf, und machen Sie ein ansteigendes heißes Armbad (Seite 90). Dadurch werden die Gefäße erweitert, und der Blutdruckabfall wird verhindert.
Manchmal genügen schon feuchtheiße Kompressen auf das Herz direkt oder

um den linken Arm. Man merkt, wie gut das tut - sofort vertieft sich die Atmung, die Sauerstoffaufnahme und der Blutdruck werden reflektorisch erhöht.
Menschen, die zu einer solchen Brustenge - auch *Angina pectoris* genannt - neigen und das wissen, können ein vom Arzt verordnetes Medikament einnehmen. Zur Vorbeugung sind unter anderem auch Weißdorndragees angebracht. Mir geht es aber jetzt darum, eine Hilfe aufzuzeigen, die Sie jederzeit anwenden können, zum Beispiel das angegebene Armbad.
Wer allgemein an Durchblutungsstörungen leidet, sollte öfter ein Fußbad nehmen, und zwar ein Wechselfußbad im Verhältnis 5:1, d.h. 50 Sekunden heiß und 10 Sekunden kalt (man sollte dafür 2 Eimer verwenden). Wird dem Wasser noch Kochsalz zugesetzt, verstärkt sich die Durchblutung.
Hauptsache aber ist es, ruhig zu sein und zu bleiben und Mut zu haben. Wer sich ängstigt, spürt die Enge in der Brust und am Herzen doppelt und bekommt mehr Schmerzen. Wer aber autogenes Training beherrscht, kann Abstand vom Schmerz nehmen, Ruhe bewahren und sich erholen.

- „Ich bin vollkommen ruhig, gelöst, entspannt." -
- „Herz gleichmäßig, kräftig, regelmäßig." -

so lautet die beruhigende Herzformel, die vom Arzt in ihrer Wirkung kontrolliert werden sollte.

> Deshalb:
> Erlernen Sie autogenes Training zunächst unter ärztlicher Leitung und üben danach allein weiter.

Erste Hilfe bei Herzinfarkt

Jeden Tag passiert der „Unfall Herzinfarkt". Was können Sie tun, bis der Arzt kommt?
Zunächst sollten Sie Ruhe bewahren - aufgeregtes Umherlaufen, Jammern und Klagen sowie Herumstehen der Anwesenden vermeiden!
Die Lagerung des Patienten sollte man möglichst nicht ändern, sondern ihn liegen lassen. Vor allem sollten beengende Kleidungsstücke (Gürtel, Mieder) gelöst werden.
Sprechen Sie den Patienten ruhig an, und atmen Sie mit, d. h., stellen Sie sich auf seinen Atemrhythmus ein, und dann atmen Sie beide zusammen.

Legen Sie ihm feuchtheiße Kompressen um den linken Arm, auch auf die Herzgegend (linke Brustseite) - schnell wechselnd -, und reiben Sie das Gesicht heiß ab. Das fördert die Durchblutung und stützt den Blutdruck. Kontrollieren Sie den Puls. Wie oft schlägt das Herz in der Minute? Normal sind 60 - 80 Pulsschläge/Minute - beim Herzinfarkt schneller oder langsamer -, dabei erfolgen 16 - 18 Atemzüge.
Stellen Sie fest, ob der Puls regelmäßig, gleichmäßig oder unregelmäßig, schwach oder kräftig ist.
Dies alles sind wertvolle Hinweise für den Arzt am Telefon.

Richtig atmen

Haben Sie eine Beziehung zur Atmung?
Manche Menschen atmen so schlecht, so oberflächlich, daß sie fast „an ihrer eigenen schlechten Atmung verhungern". Sie leiden ständig unter Sauerstoffmangel. Organe und Organsysteme - vor allem Herz und Kreislauf - sind „mangeldurchblutet", damit mangelhaft ernährt, was den Sauerstoffgehalt betrifft. Diese Menschen haben oft einen niedrigen Blutdruck, kalte Hände, kalte Füße, Kopf- und Herzschmerzen.
Hier können Sie einfache Atemhilfen, die Spaß machen, in den Alltag einbauen.

1. Ruderatmung
Man stellt ein Bein vor, eines zurück, faßt mit den Händen ein gedachtes Ruder, zieht das „Ruder" mit den Händen zurück und stößt wieder vor. Dabei geht der Rumpf nach hinten und nach vorne.
Stellen Sie sich vor, Sie rudern, dabei muß man regelmäßig aus- und einatmen.

2. Seufzeratmung
Werfen Sie eine gedachte Last - von vorne rechts, von vorne links - zunächst mit der rechten, dann mit der linken Hand und schließlich mit beiden Händen ab.
Weit weg sind Sorgen und Schwierigkeiten.
Dabei stoßen Sie laut einen Seufzer aus: h a !
Sie atmen durch, Sie sind danach erleichtert.

3. Schwungatmung
Sie stehen fest auf beiden Füßen, wippen ein wenig in die Knie und schwingen die Arme von der Seite zur Mitte (kreuzen), anschließend über den Kopf hoch und wieder zur Mitte.
Sie kreisen die Arme so, daß sie einmal von der Mitte aus, das nächste Mal von der Seite aus hochschwingen, und geben dabei locker in den Knien nach.
In einem natürlichen Rhythmus folgen Spannung und Entspannung. Arme ab – Ausatmung, Arme hoch – Einatmung.

4. Ruheatmung
Sie legen die rechte Hand auf den Oberbauch, die linke mit dem Handrücken ins Kreuz.
Schließen Sie die Augen, und atmen Sie bewußt ruhig aus und ein.
Bei der Einatmung wird der Leib dünn, bei der Ausatmung dick. Sie empfinden die Atmung als Ganzes. Die entspannende Ruhe überträgt sich als konzentrative Sammlung. Dies ist eine Atemhilfe im autogenen Training.

Eine der angegebenen Atemübungen sollten Sie täglich durchführen.
Ruhig atmen – sich entspannen – heißt neue Kräfte sammeln für die Aufgaben des Alltags.
Eine einfache Form der natürlichen Atmung ist Bewegung – gehen, laufen, schwimmen. Wenn man nicht verkrampft ist, atmet man dabei von selbst richtig.

Zur Atmung

Die gute Atmung können Sie üben und fördern, und wenn es nur durch Laufen mit Armkreisen ist – Arme nach rechts, links ausschwingen.
Auch der leichte Dauerlauf ist eine gute Atemübung.
Eine noch bessere Atmung erzielen Sie mit Singen.
Darum: Singen Sie! Singen Sie mit Ihren Kindern Kinderlieder oder mit anderen im Chor, vielleicht auch alleine.
Singen Sie, das gibt Kraft und Freude – es tut gut.
Singen Sie die Vokale des Alphabets – a – e – i – o – u – mit Konsonanten verbunden heißt das:

– b a ba, b e be, babe –
– b a ba, b e be, b i bi, babebi –

- b a ba, b e be, b i bi, b o bo, babebibo -

- b a ba, b e be, b i bi, b o bo, b u bu, babebibobu -

und das einige Male am Tag üben! Sie singen die Vokale mit den Konsonanten in der Ausatmung.
Das hilft auch bei Redehemmung, nimmt die Angst vor dem Sprechen.

- „Ich spreche ruhig, klar und deutlich" -

lautet der zusammenhängende Vorsatz.
Und es ist auch gut, einfache Lieder zu singen oder einen Kanon in der Familie, z. B. „Froh zu sein bedarf es wenig, und wer froh ist, ist ein König..."
Wenn Sie in einem Kirchenchor oder in einem anderen Chor singen, singen Sie sich frei, genießen Sie die Ausatmung - das Singen -, Sie fühlen sich wohl frei und unabhängig.

Bronchitis

Ursache der Bronchitis ist meist eine Erkältung. Symptome sind Brustschmerzen, Atemnot und Husten.
Was steckt eigentlich hinter dem Husten - vereinfacht ausgedrückt hinter der Luftnot -, verursacht durch einen Reiz der Bronchien, hier der feinsten Kapillaren?
Sie sind entzündet, oft handelt es sich um eine Virusinfektion. Ein Sekret wird abgesondert, das in bestimmten Phasen die Atmung blockiert, und der Mensch muß abhusten, um Luft zu bekommen. Erst dann erhalten die Zellen wieder genügend Sauerstoff - je besser sie nun durchblutet werden, um so schneller heilt eine Bronchitis aus. Deshalb sind Wärmeanwendungen so wichtig.
Heiße Wickel um den Brustkorb, feuchtheiße Kompressen auf Rücken und Brust wirken entspannend auf die Gefäße, fördern die Durchblutung. Dabei sollten Sie locker und leise atmen bis dicht an die Hustengrenze, aber nicht massiv über den Berg wollen.
Geschehen lassen, sanft, aber intensiv ausatmen mit offenem Mund ist eine Hilfe.
Mit autogenem Training, hier der konzentrativen Einstellung auf die Atmung, schaffen Sie es, Erleichterung zu bekommen mit der Einstellung:

- „Atmung ganz ruhig" - oder

- „Ich werde geatmet - Es atmet mich" -

Eine gute Hilfe bei Bronchitis ist auch der *Holunder.* Man sollte sich einen Vorrat an vollreifen Beeren zulegen, die man wie jedes Obst verarbeitet und dann den Extrakt gewinnt. Heißer Holundersaft mit Zitrone zu einem Tee bereitet und mit Honig gesüßt ist ein natürliches Heilmittel bei Bronchitis und begleitendem Husten.

1/2 Tasse Holundersaft (kann man auch im Reformhaus oder der Apotheke erhalten)
1/2 Tasse heißen Tee (z. B. Solubifix von Heumann als Hustenblocker)
1 Eßlöffel Honig
Saft von 1/2 – 1 Zitrone

Auch *Eukalyptus* wird wegen des ätherischen Öls zur Behandlung der Bronchitis eingesetzt. Im Handel sind zahlreiche Eukalyptuspräparate zu bekommen – bekannt sind auch Eukalyptusbonbons.

Eine gesunde und ausgewogene Ernährung ist zu beachten, dabei die Zugabe von Vitaminen, von Mineralien, wie Kalzium und Eisen, die bei einer Bronchitis heilend wirken, nicht vergessen.

Ganz wesentlich ist aber auch eine Übung – z. B. im Stehen langsam die Ausatmung verlängern, 8 – 10 Atemstöße auf die Vokale A oder O, oder mit gespreizten Beinen eine Bewegung der Arme durchführen – schöpfend, kraulend, schwingend – erleichtern.

Im Liegen – Kopf hoch gelagert – Arme ausschütteln oder eine Hand auf den Bauch legen und sich der Atmung hingeben. In der passiven Atmung wird man sich der Atmung bewußt, das ist eine Hilfe bei Bronchitis.

Die Behandlung kann man durch homöopathische Gaben von Bryonia D3 (Zaunrübe), mehrmals täglich 5 Tropfen, unterstützen.

Bronchitis und autogenes Training

Auch die Selbsthypnose im autogenen Training kann helfen, die Krampfzustände der Bronchien zu lösen.

- „Ich atme auf einen Vokal – auf a – e – i – o oder u – aus und atme infolge der Wirkung auf die Entspannung der elastischen Fasern der Bronchien bald frei!" –
- „Atmung frei!" –
- „Meine Atmung ist frei" –
- „Ich atme frei – Ich atme gut – Es atmet mich" –
- „Ich lasse mich in die Atmung, in die Entspannung hineinfallen" –
- „Atmung ganz ruhig" –
- „Es atmet mich" –

So kann der Vorsatz lauten, der – öfter wiederholt und gelernt – seine Wirkung bei der Bronchitis entfaltet.
Auch eine Laryngitis – eine Kehlkopfentzündung – läßt sich durch konzentriertes Hindenken positiv beeinflussen mit der Formel

– „Kehlkopf kühl, Brust warm" –.

Viele Menschen können mit dem autogenen Training auch den Nasen-Rachen-Raum ansprechen und stabilisieren. Eine sonst auftretende, schon chronische Entzündung, auch Schnupfen und Angina, werden abgeschwächt oder vermieden, weil durch die Durchblutungsförderung eine Resistenzsteigerung oder die Heilung erfolgt.

Schnupfen

Wie kommt man an einen Schnupfen?
Er gehört wie andere Erkrankungen der Atmungsorgane zu den Erkältungskrankheiten. Brennen in Nase und Rachen, Kopfschmerzen in der Stirngegend und Schmerzen in der Nase gehören meist dazu.
Die Nasenschleimhaut ist geschwollen, gerötet, der Naseneingang stark verengt. Meistens entleert sich anfangs ein dünnes, wäßriges, später ein schleimig-eitriges Sekret, durch das die Nasenatmung behindert ist. Auch fühlt man sich nicht so wohl wie sonst, man ist matt, appetitlos, arbeitsunlustig. Was tun?
Im allerersten Stadium kann man, möglichst ärztlich überwacht, 1 Tropfen *Jodtinktur* auf 1/2 Glas lauwarmes Wasser nehmen und dies trinken. Diese Medizin darf man allerdings nur dann anwenden, wenn die Schilddrüse normal funktioniert.
Bewährt hat sich ferner das Trinken von heißem *Fliedertee,* ergänzt durch einen Brustwickel oder durch eine Warm-Ganzpackung, bei der man sich ganz in ein feuchtheißes Tuch einwickeln läßt.
Richtig *schwitzen* ist auch gut – allerdings sollte der Pulsschlag 120 Schläge in der Minute nicht übersteigen.
Zu Beginn des Schnupfens empfehle ich auch ein *ansteigendes Halbbad,* bei dem die Wassermenge nur bis zur Taille reicht, oder eine heiße Dusche, abwechselnd mit kaltem Wasser, gegebenenfalls auch ein Saunagang.
Nicht zu vergessen ist das *ansteigende heiße Fußbad,* auch Fußwechselbad, das den Schnupfen „nach unten zieht".

Pfarrer Kneipp hat bei Schnupfen empfohlen, den Oberkörper mit einem warmen Handtuch zu umwickeln und anschließend ins Bett zu gehen. Schnupfen braucht viel Vitamin C, also sollten Sie Zitronen- oder Fruchtsäfte trinken.

Chronischer Schnupfen

Zur Behandlung von chronischem Schnupfen und chronischen Schleimhautentzündungen der Nase und des Rachenraumes, auch bei Entzündungen der Nebenhöhlen, sind *Kamillendampfbäder* sehr geeignet.

> Eine kleine Handvoll Kamillenblüten in einem Gefäß mit 1 l siedendem Wasser übergießen. 5 – 10 Minuten atmet man dann, Kopf und Gefäß mit einem großen Tuch abgedeckt, die heißen Kamillendämpfe ein.

Das Kamillendampfbad ist eine altbekannte Heilmaßnahme. Allerdings sollte man vorsichtig sein und sich vor Verbrennungen mit heißem Wasser hüten.

Handelt es sich jedoch um eine langdauernde Erkrankung (3 Wochen und länger) ohne Besserung der Symptome, sollte der Hals-Nasen-Ohren-Arzt aufgesucht werden.

Bei chronischem Schnupfen empfiehlt es sich auch, eine längere Fastenkur durchzuführen.

Heuschnupfen

Heuschnupfen kennt man seit Ende des 19. Jahrhunderts. Man fand heraus, daß es sich dabei um eine Überempfindlichkeit der Nasenschleimhäute handelt, also um eine allergische Erkrankung. Als Hauptursache wurden Pollen bestimmter Pflanzen entdeckt, wie z. B. die vollduftende Schlüsselblume oder Flieder.

Heuschnupfen tritt besonders häufig von Mai bis Juli auf.

Die Erkrankung beginnt meist mit heftigem Schnupfen, die Nasenschleimhaut ist geschwollen und gerötet, die Nasengänge sind verlegt. Aus der Nase entleert sich oft massenhaft dünnwäßriges Sekret, die Nasenatmung ist dadurch behindert, dabei ist die Körpertemperatur meist normal.

Vilefach ist der allergische Schnupfen von einer gewissen Nervosität begleitet.

Dabei gibt es nur eins: sich den Einflüssen der Pollenwirkung, der Blüten zu entziehen und genau festzustellen, welche Ursachen eine Rolle spielen. Schleimhautabschwellende Mittel, bestimmte medizinische Tropfen und Salben, eine ausgewogene Diät – Saftfasten mit ausreichender Vitaminzufuhr – sind sinnvoll.
Die spezifische Heilmaßnahme muß individuell entwickelt werden, zumal dieser Schnupfen anderer Art ist als der gewöhnliche.
Wer von Heuschnupfen verschont bleiben möchte, kann dies auch durch Umstellung seiner Eßgewohnheiten erreichen. Eine *lacto-vegetabile Kost* (Milchprodukte, Obst und Gemüse) ist angebracht.

Kopfschmerzen

Sie haben öfter Kopfschmerzen. Es steht keine grippale Infektion dahinter, auch keine Erkältung? Sie wurden untersucht, für gut befunden und möchten Ihre Kopfschmerzen loswerden. Es ist ein nervöser Kopfschmerz.
Sind Sie überarbeitet? Ist es vielleicht „das Frühjahr"? Denn das Frühjahr ist die Zeit der Entschlackung. Das Blut nimmt neue Nährstoffe auf, der Körper regeneriert sich.
Sicher sind die Kopfschmerzen zum großen Teil durch Stoffwechselschlacken verursacht. Oft liegt ein Mangel an Sauerstoff, Spurenelementen, Mineralien und Vitaminen vor. Sie können viel mit der Nahrung ausgleichen – durch Obst und Gemüse, möglichst roh.
Trinken Sie auch einmal einen Tee. Es gibt viele Sorten, die das Blut reinigen, die Organe ansprechen – auch solche, die für die Verdauung sorgen.
„Entschlacken" wird im Frühjahr großgeschrieben. Was aber ganz wichtig ist: Sie sollten sich in frischer Luft bewegen – gehen, wandern, laufen, auch sportliche Spiele mit der Familie machen, mit Freunden oder auch als beruflichen Ausgleich mit Arbeitskollegen.
Eine andere Frage: „Sind Sie übermüdet? Schlafen Sie zu wenig?" Gerade im Frühjahr brauchen Sie Ihr Quantum an Schlaf, im Durchschnitt 7–8 Stunden. Lange Abende schwächen Körper und Geist. In dieser Zeit sollten Sie einmal „mit den Hühnern zu Bett gehen und mit ihnen aufstehen" – ein uralter, guter Brauch.
Singen Sie am Morgen die Vokale a – e – i – o – u, das wirkt sich wohltuend auf Ihre Lungen, auf Ihre Stimmorgane aus; die Schlacken werden abgeatmet,

die Stimmbänder frei, und der Kopfschmerz als Krampfzustand der Gefäße tritt zurück.
Wichtig ist auch die Entspannung, die Ihnen das autogene Training bietet. Das Hineintauchen in die Tiefe der Versenkung gibt Ihnen neue Kräfte und damit eine positive Einstellung. Dadurch sind Sie schon gesund.
Entspannen - Abstand nehmen zu allem - Abstand zum Alltag - konzentrativ neu aufladen, körperlich und seelisch - läßt Sie froh durch das Frühjahr gehen, und ich bin sicher, *Sie haben weniger Kopfschmerzen.*

Chronische Kopfschmerzen

Sie wissen nicht, wie es kam, daß Sie nun jeden Tag Kopfschmerzen haben - einmal vorne in der Stirngegend, einmal rechts, einmal links, auch im Hinterkopf.
Haben Sie einen Autounfall mit plötzlichem Kopfschleudern hinter sich? Bahnt sich eine Krankheit an, wie z. B. Diabetes? Oder liegt eine andere Krankheitsursache vor? Vielleicht handelt es sich auch um Durchblutungs- und Kreislaufstörungen.
Sind Sie leicht aufgeregt und nervös?
Dann lassen Sie sich einmal ärztlich untersuchen.
Auch die Drüsenfunktionen müssen in Ordnung sein. Ich denke an die *Schilddrüse,* die oft nicht mehr richtig funktioniert - manchmal bedingt durch eine Stoffwechselstörung. Jodmangel zum Beispiel kann auslösend sein. Daher empfehle ich schon jahrelang die Verwendung von Jodsalz in der Ernährung.
Denken Sie darüber nach! Die chronischen Kopfschmerzen sind oft Folge von Stoffwechselstörungen, auch von Hals- und Wirbelsäulesymptomen, nicht zu vergessen auch von Zahnprozessen (Granulome) oder anderen Herdinfektionen.
Hier müssen Sie eine Untersuchung vornehmen lassen.

Wetterfühligkeit

Viele Menschen sind wetterfühlig. Sie leiden bei Wetterumschlag besonders unter Beschwerden wie Kopfschmerzen, Herzstörungen und anderem. Zahlreichen bekannten Persönlichkeiten erging es ebenso: Dante, Goethe,

A. von Humboldt, Luther, Michelangelo, Mozart, Napoleon, Schiller, auch Richard Wagner.
Frauen sollen empfindlicher reagieren als Männer, besonders in der Schwangerschaft, in den Wechseljahren, womit eine gewisse Psycholabilität zusammenhängt - die depressive Phase, die Neurose, auch Angstzustände.
Immer wieder wird Wert auf Bewegung in der frischen Luft gelegt. Der Mensch wird erfrischt, und es geht ihm bald besser.
Die Wetterreize wirken auf das vegetative Nervensystem - den Sympathikus und den Parasympathikus -, wobei die Grenze, die Anpassungsschwierigkeit oft überschritten wird. Es folgen Beschwerden und Krankheit immer dann, wenn das vegetative Nervensystem überfordert ist. Übergroße Müdigkeit, Zerschlagenheit treten bei Tiefdruck, Nebel, also an grauen Tagen, auf. Ideal ist ein Kurzurlaub in einem Hochdruckgebiet mit Sonne und Wind, aber auch Spaziergänge zu Hause sind schon eine wirksame Hilfe.

Kreuzschmerzen

Sie haben unentwegt Schmerzen im Rücken? Medikamente, chiropraktische Maßnahmen haben nicht geholfen. Die Röntgenuntersuchung ergab keinen krankhaften Prozeß. Was können Sie selbst tun, um den Schmerz und die damit verbundene Steifheit zu beseitigen?
Sie können versuchen, Ihre Schmerzpunkte zu erreichen, zu „drücken" und eine kreisrunde, kleine Massage durchführen (Akupressur).
Legen Sie sich flach auf den Boden, die Füße fest unter einem Schrank „verkeilt", und richten Sie sich aus der Rückenlage mehrmals hintereinander auf. Das ist eine gute Rückenübung und dient der Kräftigung der Muskulatur und langfristig der Entlastung der Wirbelsäule.
Wenn nun noch eine geeignete Massage hinzukommt und feuchtheiße Kompressen aufgelegt werden, so bessern sich oft die „Wirbelsäulenschmerzen", die natürlich auch von einer Nervenentzündung, einer Neuritis, herrühren können, wenn keine degenerative Erkrankung, wie z. B. eine Osteochondrose, vorliegt.
Hier brauchen Sie ärztlichen Rat mit einer gründlichen Untersuchung, bei der sich auch oft Ernährungsfehler herausstellen können, speziell, was den Mineralhaushalt (besonders Kalium) betrifft.

Moor-Fango-Kompressen, wie Kytta-Thermopackungen, bewirken durch ihre Wärmespeicherung – sie werden nach Vorschrift im Backofen erhitzt –, den Schmerz zu lindern und für Entspannung zu sorgen; sie sind in Apotheken erhältlich.

Ihre Wirbelsäule

Vor – zurück – und seit und links und seit und rechts – die Wirbelsäule biegen! Sie sitzen im Büro, am Schreibtisch, im Auto. Sie sitzen mehr, als Ihnen guttut. Ihre Wirbelsäule „rastet und rostet". Sie haben Schmerzen im Nacken – es plagt Sie auch das „Kreuz", auch das Aufstehen fällt schwer.
Mein Rezept – täglich zu üben:

- Der Kopf macht einen großen Kreis nach rechts und links – links und rechts – man nickt wie ein Esel und schüttelt den Kopf.
- Man beugt sich im Schreiten über das rechte, über das linke Bein – nach vorne links, nach hinten rechts, nach vorne rechts, nach hinten links.
- Das Becken kreist nach links, nach rechts – man twistet fröhlich hin und her – spielt Fußball, bückt sich so oft und so schnell es geht – man geht, läuft, hüpft und fordert sich.

Ihr Motto sollte sein: Denk an deine Wirbelsäule!
Dazu gehören auch gymnastische Übungen, die Kerze zum Beispiel, oder Sie richten sich aus dem Liegen, die Füße unter einem Schrank fixiert, langsam zum Sitzen auf.
Vor dem Einschlafen schieben Sie sich öfter eine Wärmflasche ins Kreuz. Auch eine heiße Dusche tut gut.
Zum Schlafen, zum richtigen Liegen empfehle ich, unter die Matratze einen Lattenrost zu legen und möglichst nicht auf dem Bauch zu schlafen. Vor dem Einschlafen schieben Sie sich öfter eine Wärmflasche ins Kreuz, auch eine heiße Dusche tut gut.
Im Sitzen sollten Sie nur in richtiger Sitzhöhe arbeiten, bei der der Rücken aufrecht bleibt – wichtig für Schreibtische und Schulbänke.
Nach dem Schlafen, das mit gerade aufliegender Wirbelsäule erfolgen sollte, kann man ein kleines einfaches Übungsprogramm einlegen, wobei ich jedoch vor gymnastischen Übungen, die die Wirbelsäule verdrehen, ausdrücklich warnen möchte.
Eine der einfachsten, aber sehr wirksamen Übungen ist es, sich ein wenig

nach vorne zu beugen und dann langsam wieder aufzurichten. Jeder spürt selbst, was ihm guttut, und er findet sein Übungsprogramm und seine Übungen gut.
Das hilft nicht nur bei Wirbelsäulenbeschwerden, sondern ist auch eine echte Gesundheitsvorsorge.
Calcium phosphoricum ist ein homöopathisches Medikament, das gut für den Knochenaufbau, für den Knochenstoffwechsel ist. 1mal täglich 1 Tablette Calc. phosphor. D3 heißt die Verordnung, die - unterstützt durch Frischkost - ihre Wirkung entfaltet.
Äußerlich hilft auch eine Massage mit Sanusforte-Salbe recht gut.
Beim Hexenschuß hilft auch Thermopack, eine Moor-Fango-Packung, die im Backofen aufgewärmt wird.

Gicht

Gicht ist eine Stoffwechselkrankheit. Damit ist klar, daß sie ernährungsabhängig, also durch richtige Ernährung zu beeinflussen ist.
Bei Gicht entstehen sogenannte *Gichtknoten* in und unter der Haut - oft an den Fingern beginnend. Sie sind schmerzhaft, da sie nicht nur die Unterhaut berühren, sondern sich auch in der Streckmuskulatur befinden. Dem Patienten bereiten vor allem Ablagerungen in den Gelenken große Schmerzen.
Gicht ist nicht nur schmerzhaft, sondern die betroffenen Gelenke sind hochrot und heiß, oft teigig angeschwollen.
Was tun?
Besonderer Wert muß auf die *Ernährung* gelegt werden, Innereien und möglichst auch Fleisch sollten nicht gegessen werden, damit der Harnsäurestoffwechsel nicht gestört wird; auch Tomaten in großen Mengen sind zu meiden. Bei Gicht ist der Organismus nicht imstande, Harnsäure auszuscheiden, und lagert diese in Gelenken und Muskeln ab, wodurch die schmerzhafte Entzündung entsteht. Alkohol, Aufregungen und Nierenleiden wirken schädigend.
Die Gichtanfälle werden meist von Fieber, Schüttelfrost, Durchfällen und Darmkoliken begleitet.
Im Endeffekt hilft weitgehend eine so natürlich wie möglich belassene Kost.
Mit wechselwarmen Duschen, heißen Nackenumschlägen und Fußbädern

erreicht man eine Förderung der Durchblutung, was besonders im *Schmerzstadium* angebracht ist, da die Schmerzen dann gelindert werden können.
Eine Fastendiät (Vollfasten) hat sich hervorragend bewährt sowie der Zusatz von Fruchtsäften (z. B. Trauben- und Zitronensaft) in der Nahrung.
Die Zuführung vor allem von Vitamin B_1 und B_{12} in Verbindung mit ansteigend heißen Bädern und Güssen ist eine sinnvolle und schmerzlindernde Therapie. Ebenso sind Ruhe, Liegekuren, Luft- und Sonnenbäder angebracht.
Massage, die der Durchblutung dient und damit die Beseitigung der Stoffwechselschlacken fördert, wirkt neben einer speziellen Gymastik anregend auf die Organfunktionen.
Während der sich einschleichenden Gicht hat der Mensch ein erhöhtes Schlafbedürfnis. Schlafen hilft auch hier, die Krankheit zu bekämpfen. Das Schlafminimum von 8 Stunden sollte eingehalten werden.
Gicht ist eine Krankheit, die bei konsequenter Vollwerternährung immer weniger auftritt.
Ein Tee aus Brennesselblättern, schluckweise morgens und abends 4–8 Wochen lang je 1 Tasse getrunken, wirkt bei einer Frühjahrs- und Herbstkur und hilft hier auch bei rheumatischen Schmerzen.

Schlafstörungen

Leiden Sie unter Schlafstörungen?
Sie möchten besser schlafen. Warum schlafen Sie so schlecht? Sie schlafen nicht ein, Sie schlafen nicht durch, und Sie möchten einmal wieder richtig schlafen – durchschlafen.
5–8 Stunden Schlaf, davon möglichst 2–3 Stunden vor Mitternacht, braucht der Mensch, und Sie sollten müde sein.
Goethe war ein Langschläfer und brauchte 8 Stunden; Napoleon schlief grundsätzlich immerhin 7 Stunden. Es gibt auch Ausnahmen: Friedrich der Große kam zum Beispiel mit 3 Stunden Schlaf aus.
Sie müssen sich genügend Zeit für Ihren Schlaf nehmen. Je älter der Mensch ist, desto weniger Schlaf braucht er meistens.
Ein Mittagsschläfchen nach dem Essen – und sei es noch so kurz – 15–20 Minuten tun gut. Schlafen Sie mittags allerdings länger (etwa 1–2 Stunden), so ziehen Sie diese Zeit von Ihrem Nachtschlaf ab.

Der Schlafraum sollte groß genug sein – 16 – 18 m^2 – und gut belüftet werden – tagsüber warm, nachts kühl. Sie wählen sich Ihre *Schlafzimmertemperatur* selbst – möglichst 16 Grad Celsius – und vermeiden trockene Luft, was mit nassen Tüchern auf der Heizung möglich ist. Schlafen Sie je nach Jahreszeit bei offenem Fenster, und schalten Sie Licht und Lärm aus.
Das Bett sollte möglichst hart sein, gegebenenfalls legen Sie ein Brett (Lattenrost) unter die Matratze. Ihre Zudecke sollte leicht und wärmend, am besten aus Schafwolle sein. Für Ihren Kopf sollten Sie möglichst eine Nackenrolle mit Roßhaarfüllung verwenden, das entlastet die Halswirbelsäule.
Das Abendessen sollten Sie nicht nach 19.00 Uhr einnehmen – 1 Stunde vor dem Schlafengehen können Sie noch etwas Obst, etwa 1 Apfel, essen; unmittelbar vor dem Zubettgehen „erfrischt" der Apfel.
Vor dem Einschlafen legen Sie sich kurze Zeit auf den Rücken, so entspannen Sie sich meistens am besten. Später erst drehen Sie sich dann in Ihre Lieblingshaltung.
Bäder vor dem Schlafengehen machen wohlig müde – bei kalten Füßen ein ansteigend warmes Fußbad nehmen (15 Minuten) oder wollene Socken anziehen.
Auch der Abendspaziergang ist ein Schlafhelfer, bei dem Sie Abstand zum hetzigen Tag gewinnen, der beruhigt. Schalten Sie jeglichen Streß aus – entspannen Sie sich!
Ihren „seelischen Rucksack" sollten Sie vor der Schlafzimmertür stehen lassen. Was ich für wesentlich halte: *Denken Sie an etwas Schönes.* Stellen Sie sich irgend etwas vor – eine Traumreise, ein Bild aus der Erinnerung, die Erfüllung eines Wunsches, oder denken Sie sich eine Geschichte aus, die Sie erfreut. Bei Kindern wirkt eine selbsterfundene Phantasiegeschichte, von den Eltern – Vater oder Mutter – erzählt, beruhigend und schlaffördernd. Sehr oft führt eine solche Traum-Phase in den tiefen Schlaf.
Wichtig: Gute Gespräche vor dem Einschlafen sind beruhigend und bringen inneren Frieden.
Auch sollten Sie ein Hobby pflegen – musizieren, malen, basteln, etwas Schönes lesen, hören, denken.
Mit autogenem Training können Sie einschlafen – ruhig, gelöst, entspannt.

– „Ich schlafe gut!" –
– „Ich schlafe bis morgen um 6 Uhr!" –
– „Ich schlafe, ich erhole mich!" –
– Schlafen ruhig, gelöst, entspannt! –

Und damit wünsche ich Ihnen einen guten Schlaf!

Für müde Beine

Müde Beine schon am Morgen? Sie sitzen den ganzen Tag an der Schreibmaschine und haben wenig Bewegung. Die Beine tun weh – ja, mehr noch, Sie beobachten mit Sorge das Hervortreten von blauen Äderchen. Sie haben Angst vor Venenerkrankungen, vor Krampfadern, vor Thrombose. Wie aber können Sie der gestörten Durchblutung begegnen?
Hierzu einige Anregungen:

- Führen Sie ein Stufentraining durch – regelmäßige Treppenübungen – 10 – 20 Stufen, 2- bis 3mal täglich hinauf- und herunterlaufen.
- Richtig dosiertes Laufen ist die beste Übung, wenn das Herz in Ordnung ist. Also, jeden Tag 15 Minuten laufen oder 30 Minuten schnell gehen. Waldwege oder Wiesenflächen eignen sich besonders gut dazu.
- Auch eine Bürstenmassage am Morgen – möglichst mit einer Bürste aus Pferdeborsten – ist empfehlenswert. Bürsten Sie dabei immer zum Herzen hin, von den Füßen zu den Oberschenkeln, von den Händen zur Schulter, den Bauch kreisrund und den Rücken mit Hilfe des Bürstenstiels. Das fördert die Durchblutung.
- Dann nehmen Sie ein Dusche – eine Wechseldusche nach dem Aufstehen – warm – kalt im Zeitverhältnis 5:1 und geben zum Schluß einen kalten Guß über die Unterschenkel.
- Abends machen Sie dasselbe nochmals. Danach massieren Sie die Beine leicht vor dem Schlafengehen mit einer Salbe ein – mit einer Blutegel- oder Venensalbe.
- Ihre Ernährung sollten Sie auf eine entschlackende Kost, frische Lebensmittel umstellen. Kleine bekömmliche Mahlzeiten sind besser als magenfüllende große Hauptmahlzeiten.
- Atmen Sie vor allem am offenen Fenster gut aus und ein, auch bei einem Spaziergang. Die Atmung ist ein Entschlackungsvorgang.
- Ihre Beine sollten Sie zwischendurch hochlagern, 10 Minuten täglich – zum Beispiel flach auf den Boden hinlegen und die Beine hoch gegen eine Wand stemmen.

Dadurch tun Sie bewußt etwas für Ihre Gesundheit im allgemeinen und speziell für Ihre Beine.
Wenn Sie starke Durchblutungsstörungen haben, können Sie das wirksame flüssige Medikament Pernionin einem Teil- oder Vollbad zufügen – wieviel und bei welcher Temperatur, entnehmen Sie der Gebrauchsanweisung; Sie erhalten es in der Apotheke.

Stauungen in den Beinen – Krampfadern

Meistens handelt es sich um venöse Stauungen, der Rückfluß des Blutes ist nicht in Ordnung.
Was können Sie dazu beitragen, die Blutzirkulation zu verbessern?

- Legen Sie morgens vor dem Aufstehen Ihre Beine an der Wand hoch und bewegen sie ein bißchen. Die Stauungen werden angesprochen, Blut und Lymphe können fließen.
- Einmal am Tag machen Sie ein Fußwechselbad, das Sie mit „kalt" abschließen. Laufen in der Wiese und auch Wassertreten unterstützen die Durchblutung.
- Tragen Sie richtige Schuhe, die nicht einengen, in denen Luft Zutritt hat und in denen Sie sich wohl fühlen.
- Schränken Sie in Ihrer Ernährung den Verbrauch von Salz ein. Dieses bindet Flüssigkeit im Körper.
- Auch Bürstenmassagen wirken – wie schon erwähnt –, aber immer in Richtung Herz.
- Machen Sie Urlaub am Meer, laufen Sie am Strand entlang, durch das Wasser. Das ist eine Art Kneippkur, außerdem tut das Laufen auf dem Sand gut. Unterbrochen von Aus- und Einatmungsübungen stärkt und erfrischt diese Übung, sie hilft, die Beine in Ordnung zu bringen.

Aderlaß

Der Aderlaß ist in der Sprechstunde heute wieder modern geworden. Bei Hippokrates wurde er erstmals erwähnt.
Bluthochdruck, drohender Schlaganfall, Übergewicht und beginnendes Lungenödem sind Indikationen, bei denen man den Aderlaß gerne anwendet.
Bei Blutüberfüllung in bestimmten Organen kann man den Patienten so lagern, daß eine Umverteilung des Blutes erfolgen kann. Beispielhaft ist der Yoga-Kopfstand.
Da die Höhe des Blutdrucks von der Blutmenge, der Wandspannung der Gefäße und der Herzkraft abhängt, bringt der Aderlaß eine gewisse Ordnung und hilft, die Stauungen zu beseitigen.

Verstauchung

Sie sind gestolpert und gefallen. Die Knöchelgegend des betreffenden Fußes schwillt dick an, zusehends mehr und mehr. Was tun?
Zunächst muß der Knöchel zum Abschwellen gebracht werden. Das geschieht durch Aufsaugen des Blutergusses.
Man mache also kühle Wasserumschläge mit Rivanol oder Essigverbände – man kann auch Retterspitzwasserwickel anwenden oder Arnikalösung zubereiten (1 Eßlöffel Arnika-Urtinktur auf $^{1}/_{2}$ l Wasser).
Retterspitzwasser gibt es in Apotheken. Es wird unverdünnt als kühlfeuchte Kompresse im Verband zugesetzt. Man wringt das in kühles Wasser getauchte Tuch aus und taucht es in Retterspitzwasser. Seine Wirkung ist erstaunlich, der Bluterguß schwillt schnell ab. Unabhängig davon sollte eine Röntgenkontrolle durch einen Arzt erfolgen.
Erst wenn kein Bruch vorliegt und die Schwellung abgeklungen ist, kann man durchblutungsfördernd arbeiten.
Um das Gelenk zu stärken und zu stützen, kann man ansteigend heiße Fußbäder mit Zugabe von 1 Eßlöffel Kochsalz machen, anschließend verwendet man dann elastische Binden als Verbände.

Fußpilz

Der Sommer kommt – der Fußpilz naht, eine unangenehme Belästigung.
Dabei handelt es sich um eine Infektion, die am Fuß – speziell zwischen den Zehen oder auch am Fußnagel – entsteht. Sie macht sich im Anfangsstadium durch Rötung, Jucken, Spannung und Hautablösung bemerkbar.
In Schwimmbädern, Saunen und Sportstätten sind meist Desinfektionsmöglichkeiten vorhanden, die man nutzen sollte. Außerdem sollte man folgende Regeln beachten:

- Sorgen Sie dafür, daß Ihre Füße immer trocken sind.
- Tragen Sie Schuhe, in denen die Luft zirkulieren kann.
- Baumwoll- oder Wollsocken täglich frisch anziehen, möglichst keine Synthetikware.
- Wenn Sie die Möglichkeit haben, so „kneippen“ Sie an der Nordsee – Sand und Salzwasser erhöhen die Abwehrkräfte.

Bei Fußpilzbefall sollten Sie unbedingt Ihren Hausarzt aufsuchen, da es leicht zu hartnäckigen Erkrankungen kommen kann, die sogar zu Gehbehinderungen führen.

Warzen

Warzen sind nervös entstandene Anhangsgebilde der Haut, die leicht bluten und bei gewissen Arbeiten sehr störend sind. Sehr oft ist eine chirurgische Entfernung angebracht.
Andererseits ist das Ansprechen der Warzen aus Sicht des autogenen Trainings oft von Erfolg begleitet.

- Warzen gleichgültig - Warzen uninteressant -

sind die knappsten Formeln, die eine weitere Entwicklung der Warzen hemmen.
Dadurch, daß man sich mit ihnen nicht angstvoll beschäftigt, verschwinden sie schließlich ganz.
Bei zahlreichen Warzen helfen auch erprobte Mittel aus der Homöopathie, z. B. Thuja D3, 3mal täglich 2 – 3 Tropfen, die die Warzenbildung in Schach halten. Auch wenige Tropfen Wolfsmilch können helfen, die man aus dem Pflanzenstiel auf die Warzen drückt.
Wer innerlich „in Ordnung ist", sich nicht aufregt und positiv dem Alltag begegnet, hat die beste Chance, keine Warzen zu bekommen.

Vermehrter Haarausfall

Wenn morgens beim Frisieren auffallend mehr Haare als sonst im Kamm hängenbleiben, sollte man der Ursache nachgehen.
Sicherlich hängt es mit Stoffwechselstörungen zusammen, die speziell von der Schilddrüse herrühren können. Ein Jodmangel kann hier der Auslöser sein, dem man durch tägliche Jodsalzgaben im Haushalt begegnen kann. Auf jeden Fall ist der Sache nachzugehen, da Schilddrüsenüberfunktion und Haarausfall oft zusammen gehören.
Haarausfall und viele andere Störungen zeigen die Wechselwirkungen

zwischen Haut und inneren Organen, d. h., Ernährungsfehler müssen korrigiert werden, also Fett reduzieren, Vitaminzufuhr erhöhen.
Frühzeitiger Haarausfall ist fast immer auf mangelhafte Ernährung zurückzuführen. Aber auch die Haarshampoos haben Schuld, die das Haar zu stark entfetten.
Man sollte das Haar also natürlich pflegen, z. B. mit Kamille waschen. Dies gehört zur äußeren Kosmetik.

Gesunde Haut – natürliche Schönheit

Nicht nur das Haar, auch die Haut bedarf einer natürlichen Pflege. Die Haut ist unser größtes Organ und steht in enger Verbindung mit den inneren Organen unseres Körpers.
Geschützt wird die Haut durch einen Säuremantel, der durch die Produktion der Schweiß- und Talgdrüsen aus wasserlöslichen Substanzen gebildet wird. Er sollte nicht durch künstliche Badezusätze zerstört werden, weil hierdurch Hautallergien entstehen können.
Die Haut sollte nie ungenügend oder falsch gereinigt werden.
Mit ausreichender Bewegung in frischer Luft sowie Vermeidung von Nikotin und Alkohol kann man den Hautproblemen sehr gut begegnen, zumal, wenn man natürliche Reinigungsmittel zur Hautpflege benutzt.
Für das Gesicht: Seife nein! Reinigungsöl ja, auch Reinigungscreme auf Lanolinbasis mit Olivenöl ist gut.

Akne

Akne ist eine Erkrankung der Haut. Sie gehört in die Behandlung des Facharztes, des Dermatologen.
Man unterscheidet 2 Phasen. In der 1. Phase bilden sich in den verstopften Poren vermehrt Komedonen (Mitesser), in der 2. Phase eitrige Pusteln, die meist Narben hinterlassen.
Eine beginnende Akne kann man zum Beispiel durch natürliche Heilmittel, wie Eibischwurzel, mildern und zum Abklingen bringen.

Verbrennungen

Sie haben sich verbrannt? Mit heißem Wasser oder sogar mit heißem Öl? Setzen Sie sofort *kaltes Wasser* ein, das schwächt den Schmerz ab und verhindert die Blasenbildung. Was früher noch nicht erlaubt war, ist heute selbstverständlich: die Kaltwasseranwendung! Sie wird verordnet und hilft dem Patienten sehr, die Verbrennung zu überwinden und sein Gleichgewicht zu stabilisieren. Sie tauchen die Hand, den verbrannten Arm oder Fuß in kaltes Wasser.

Man unterscheidet 3 Verbrennungsstadien:

1. Rötung der Haut, die sich meist von selbst zurückbildet.
2. Blasenbildung der Haut, wobei darauf geachtet werden muß, daß die Blasen nicht zerstört, z. B. aufgestochen werden. Dies sollte wegen des Infektionsrisikos nur unter ärztlicher Aufsicht geschehen.
3. Verletzung der Haut, die bei stärkerem Ausmaß oft eine Hautverpflanzung verlangt.

Handelt es sich bei Ihren Verletzungen um ausgedehnte Verbrennungen oder dabei entstandene tiefergehende Verletzungen der Haut, so sollten Sie sich unbedingt in ärztliche Behandlung begeben. Als Erste-Hilfe-Maßnahme ist jedoch auch hier kaltes Wasser angezeigt. Außerdem empfiehlt sich beim Transport zum Arzt oder in ein Krankenhaus, die Verbrennung möglichst steril (sauber) locker abzudecken. Am besten eignet sich dazu ein frisch gewaschenes und gebügeltes Bettuch.

Sonnenbaden

Wenn auch Sonnenbaden gesund ist und bei bestimmten Knochenerkrankungen zur Heilung führen kann, so muß doch eine Dosierung erfolgen. Bei zu langer und intensiver Sonneneinwirkung treten nämlich auf der Haut Reizerscheinungen, wie Rötungen und Blasenbildungen, auf.

Wer sich den Sonnenstrahlen aussetzt, sollte ein geeignetes Sonnenschutzmittel verwenden. Zu viel Sonnenstrahlung ist zum Beispiel für die vorzeitige sonnenbedingte Hautalterung verantwortlich.

Man sollte je nach Hauttyp und Sonnenbadezeit ein Präparat mit einem Schutzfaktor wählen, das den ganzen Tag reicht.

Ist durch zu langes Sonnenbaden eine Schädigung der Haut mit Rötung und Blasenbildung eingetreten, so helfen nasse kalte Auflagen (mit Wasser) auf die flächenhaft betroffenen Hautpartien. Die Blasen sollten nicht geöffnet und geplatzte Blasen nicht entfernt werden (wegen Infektionsgefahr).

Eine Vorsorge zur Verhütung des Sonnenbrandes ist auch die vorherige Versorgung der Haut mit Leinölliniment.
Nie sollten Sie nur in der Sonne liegen, sondern eine leichte sportliche Tätigkeit ausüben.
Wer Medikamente einnimmt, muß auf jeden Fall seinen Arzt fragen, ob er sich in der Sonne aufhalten darf. Wer eine Schilddrüsenüberfunktion hat, sollte eine intensive Sonnenbestrahlung meiden.

Organstörungen, psychosomatische Krankheiten und mögliche Selbsthilfe

Akute Magen-Darm-Störungen

Oh, Sie haben „gesündigt“, und Sie haben zu viel gegessen, und nun tut der Bauch weh? Die Verdauung ist nicht in Ordnung, Sie haben ein Völlegefühl im Oberbauch und leicht ziehende Schmerzen.
Sie wissen, daß Sie kein Magengeschwür haben, auch keine besondere Magen-Darm-Krankheit, denn Sie wurden erst kürzlich untersucht und für „gut“ befunden.
Darum mein Rat: Fasten Sie!
Es gibt in diesem Fall verchiedene Diätformen – vegetarisch betonte und energiereduzierte Mischkostformen.
Um schnell wieder in Ordnung zu kommen, hat sich das Teefasten bewährt, das heißt, Sie trinken 3mal am Tag eine oder mehrere Tassen Tee, Kamillen- oder Pfefferminztee oder gemischt.
Dazu machen Sie feuchtheiße Kompressen auf dem Bauch nach dem alten Motto: „Das Bügeleisen auf den Leib gebracht, hat alles wieder gut gemacht!“
Am besten ist es, zu fasten und Bettruhe einzuhalten – so lange, bis man sich wieder frisch fühlt (weiterhin ärztlich kontrollieren lassen).

Das Magengeschwür

70 % aller Magengeschwüre sind vegetativ ausgelöst, d.h., der Mensch ärgert sich krank, bekommt eine Magenverstimmung, anschließend eine Magenschleimhautentzündung (Gastritis), und in der Folgezeit entwickelt sich das Magengeschwür.

Die Ursachen sind eine Fülle von Möglichkeiten aus dem vegetativen Störbereich.
Da ärgert sich der Arbeitnehmer über seinen Vorgesetzten, er ist frustriert, wenn er nicht gelobt wird, dann deprimiert und später krank. In allen Berufen führen unbewältigte Probleme und Konflikte oft über den „Druck auf den Magen" in die Krankheit.
Das labile Organ, das fast jeder Mensch bei sich kennt, reagiert auf Schwierigkeiten, gleich welcher Art, mit gesundheitlichen Störungen.
Dabei kann einmal das Magengeschwür infolge von zuviel Magensäure auftreten, die durch Ärger gebildet wird, andererseits kommt es zu Mangeldurchblutungen, und diese führen auch zu Geschwüren.
Sie kennen den nervösen Magen, das vor Aufregung klopfende Herz. Sie wissen, daß man vor Zorn und Ärger errötet, auch erblaßt, und sobald diese Zustände öfter auftreten, setzt sich eine organische Reaktion fest.
Tabletten sollen jetzt helfen, die Organe zu beruhigen. Nach längerer Einnahme von Medikamenten bekommt der Mensch - nun Patient - Angst vor den Folgen, und er fühlt, daß er sich krank ärgert, sucht nach einem Ausweg, damit aber auch nach einer echten Prophylaxe.
Die beste Hilfe in diesem Fall ist das autogene Training, mit dem es gelingt, jederzeit ab- und auf die Ruhe umzuschalten.
In der Ruhe, in der tiefen Entspannung, fallen Belastungen ab, wird der „seelische Rucksack" leichter, und die Energie, sich der Problematik zu stellen, wächst.
Mit dem autogenen Training können Sie nicht nur organische Störungen beheben oder abfangen, sondern Sie erkennen auch die Ursachen, die dazu führen. Das aber bedeutet, daß Sie sich selbst oder in gewissen Situationen Ihr Leben ändern sollten.
Sie wachsen über sich hinaus und stehen über der Situation.
Wenn Sie das autogene Training erlernt haben, stellen Sie sich mit der Bauch-(Sonnengeflechts-)übung ganz positiv ein. Sie wenden intensiv die Formeln an

- „Mein Bauch (Sonnengeflecht) ist strömend warm." -

- „Mein Bauch ist in Ordnung." -

Diese Formeln können Sie beliebig variieren und auf Magen oder Leber oder einfach nur auf den Oberbauch umfunktionieren.

Die empfindliche Leber

Wußten Sie, daß Ihre Leber ein „empfindlich reagierendes" Organ ist?
Viele ungelöste Konflikte, Ärger und Aufregungen wirken sich auf die Leber aus. Die Galle läuft über! Man ärgert sich „grün und gelb"! Und schließlich spürt man seine Leber!
Ein unbestimmter Druck, Völlegefühl, manchmal auch Schmerzen im Oberbauch warnen.
Sie sollten zum Arzt gehen und den Befund abklären. Sind Sie „soweit" gesund, ist es wichtig, Ruhepausen einzuschalten, denn Hast, Hektik, Lärm wirken sich negativ aus – also meiden Sie Streß!
Altmodisch, aber wirksam, sind feuchtheiße Kompressen auf dem Oberbauch rechts. Diese täglich zweimal 1–2 Stunden rechts auf den Oberbauch aufgelegt beruhigen, fördern die Durchblutung, und beginnende, aber noch nicht nachweisbare Entzündungen klingen ab.
Was die Ernährung anbelangt, so sollten Sie öfter kleine Mahlzeiten in Ruhe zu sich nehmen: fettarm, reich an Kohlenhydraten und Eiweiß, Quark bevorzugen – Quark ist „Salbe" für die Leber!
Meiden Sie tierische Fette, fettes Fleisch, besonders Schweinefleisch, und vor allem Gerichte aus der Pfanne!
Auf Kaffee (höchstens säurearmen) und Kuchen sollten Sie verzichten!
Bevorzugen Sie Frischkost und Milchgerichte, besonders Haferflocken und vitaminreiche Säfte (Sanddorn-, Rote-Bete-, Karotten- und Tomatensaft).
Die *Goldrute* als Tee wirkt nicht nur – wie man meint – bei Blasen- und Nierenentzündungen, sondern auch bei Galle- und Leberbeschwerden. Sie regt den gesamten Stoffwechsel an. Goldrute wächst in lichten Wäldern, an sonnigen Hügeln und Waldrändern als Staude, die 1 m hoch werden kann.

> Tee: 1–2 Teelöffel Goldrutenkraut mit 1 Tasse kaltem Wasser übergießen, erhitzen und 2 Minuten ziehen lassen, 3 Tassen pro Tag trinken.

Diese Heilpflanze hat sich in der Homöopathie (Naturheilkunde) bewährt – ätherisches Öl, Bitterstoffe, Laxone, Saponine und Gerbstoffe sind für die Wirkung verantwortlich.
Rettich, roh gerieben oder als Saft, greift regulierend in den Stoffwechsel ein.
Auch Gesundheitstees für Galle und Leber sind günstig, in denen Löwenzahn, Tausendgüldenkraut, Pfefferminze und Enzian vorkommen, ebenso viele Bitterstoffpflanzen.
Alkohol in jeder Form schadet! – Auch Nikotin!

Wichtig ist Bewegungsausgleich, möglichst in frischer Luft. Machen Sie Wanderungen, gehen Sie spazieren, schalten Sie ein Lauftraining ein, machen Sie Entspannungsgymnastik!
Schlafen Sie genügend, möglichst 8 Stunden. Im Schlaf erholt sich auch die Leber. Ebenso bringt eine richtig gestaltete Freizeit Entspannung.
Pflegen Sie Ihr Hobby, an dem Sie Freude haben. Damit stellen Sie sich positiv ein. Das wirkt sich auf das vegetative Nervensystem aus, erhöht die körperlich-seelische Stabilität.
Hier habe ich Ihnen ein Rahmenprogramm vorgestellt, mit dem Sie Beschwerden von seiten der Leber – die noch keine faßbare Krankheit sind – abfangen oder beseitigen können – ein Weg, um gesund zu werden oder zu bleiben.

Und spätestens jetzt haben Sie es satt. So gesund wollen Sie gar nicht leben, gar nicht sein -, und Ihr erhöhter Cholesterinspiegel von 300 mg% (statt 200 mg% höchstens) ist Ihnen gleichgültig. Falsch, denn darum müssen Sie sich kümmern, wenn Sie keinen Herzinfarkt erleiden möchten. Und das schaffen Sie, wenn Sie sich ausreichend in frischer Luft bewegen und eine gesunde Ernährung im Sinne der Vollwertkost zu sich nehmen – Obst, Salate, Gemüse, Reis, Milch, Kartoffeln und Quark in die Nahrung einbauen, also sich maßvoll ernähren.
So vermeiden Sie eine vorzeitige Degeneration der Gefäße, vor allem die Arteriosklerose im Gehirn und am Herzen, auch die Leberstoffwechselstörung, wodurch Ihr Cholesterinspiegel in Ordnung bleibt – eine wichtige Vorsorgemaßnahme wird dadurch erfüllt.
Wenn auch bei Kindern schon früh darauf geachtet wird, können spätere Erkrankungen vermieden werden. Die Kinder sollten ausreichende Bewegung in frischer Luft haben, möglichst mit den Eltern wandern und sich gesund ernähren: wie schon oben erwähnt (wenig) Zucker, genügend Obst und Gemüse, das volle Korn – wegen des Vitamin-B-Gehalts besonders wichtig – im Vollkornbrot, im Müsli usw. Damit wird schon frühzeitig die Degeneration der Gefäße verhütet, und das Herz bleibt gesund.
Eine Berücksichtigung der angegebenen Punkte ist wesentlich für die Gesunderhaltung der Kinder, und unsere Kinder entwickeln sich zu gesunden Menschen.*

* Siehe hierzu auch das ebenfalls im Dr. Werner Jopp Verlag erschienene Buch „Gesunde Kost – gesunde Kinder" von Ilse Auerswald, ISBN 3-926955-13-9.

Bewegung

Eine Bewegungsform aus der Sicht der Gesundheitsvorsorge ist Gymnastik als Gesundheitsgymnastik – die besagt, daß die Gelenke nach allen möglichen Seiten bewegt, gelockert werden und die Muskulatur sich entspannt.

Zunächst sind die Übungen für den Kreislauf zu betrachten, das heißt, diesen nach dem Erwachen langsam in Gang zu bringen, sich langsam, genüßlich im Bett dehnen und strecken. Nicht beim Rasseln des Weckers sofort aus dem Bett herausspringen und direkt mit Kniebeugen beginnen.

Wichtig ist die richtige Atmung. Man sollte möglichst tief aus- und einatmen. So tankt man Sauerstoff auf, regt die Blutzirkulation an und aktiviert Muskeln und Gelenke. Dies ist besonders wichtig für Menschen mit niedrigem Blutdruck.

In diesem Zusammenhang ist auch an die Übungen des autogenen Trainings hinsichtlich Herz und Kreislauf zu denken.

- „Mein Herz arbeitet vollkommen ruhig, gleichmäßig, kräftig, regelmäßig.“ –

Dabei denken Sie daran, daß Ihr Herz in Ordnung ist und Ihnen hier nichts passieren kann. So ist es möglich, die Kreislaufstörung zu verhüten. Allerdings müssen Sie sich einen Übungsleiter aussuchen, der die Physiologie und damit die Funktion von Herz und Kreislauf kennt.

Nun zu den Bewegungsübungen. Es gibt solche bei Rückenschmerzen, die entsprechend für die Wirbelsäule durchgeführt werden, ebenso für die Knie sowie Übungen bei Krampfadern (siehe Seite 75).

Hinzu kommen Übungen für Zuckerkranke, die von großem Nutzen sind, auch als Kampf gegen den Fettansatz. Die notwendige Diät ist unbedingt durch körperliche Bewegung zu unterstützen. Geeignet sind u. a. Wandern, Waldlauf, Fahrradfahren, Schwimmen, Skilanglauf. Was im einzelnen Fall infrage kommt, soll der Arzt entscheiden. Auf jeden Fall keine kurzfristigen Höchstleistungen anstreben, sondern die gewählte Bewegungstherapie dauernd einsetzen.

Übung für Tiefatmung:
Mit geschlossenen Beinen aufrecht stehen, Arme hochstrecken, während des Vorneigens des Oberkörpers die Arme an den Beinen vorbei weit nach hinten schwingen, dabei die Knie etwas beugen und ausatmen. Danach wieder aufrichten, Arme heben, hoch oben zweimal nach hinten federn und einatmen.

Übung gegen Fettansatz:
Mit vorgestreckten Beinen auf dem Boden sitzen, nach links rollen, dabei stützt man sich mit der linken Hand ab und schwingt den rechten Arm hoch, dabei das Becken vordrücken. Diese Übung wiederholt man rechts ebenso, insgesamt etwa 20mal.

Übung für die Bauchmuskeln:
Legen Sie sich mit ausgestreckten Beinen auf den Rücken, die Arme neben dem Körper nach hinten ausstrecken, dann ein Bein hochschwingen, den Kopf heben, die Arme vorschwingen und unter dem Bein in die Hände klatschen, ausatmen. Danach wieder in die Ausgangslage senken und einatmen. Links und rechts jeweils 10 Beinschwünge durchführen.

Haltungsübung:
Legen Sie sich ausgestreckt auf den Bauch, stützen Sie die Hände unter den Schultern auf den Boden. Mit den Armen den Oberkörper in die Höhe drücken, den Kopf nach hinten neigen und einatmen. Danach den Oberkörper wieder senken, entspannen und ausatmen.

Mit diesen Übungen wird der ganze Körper durchgearbeitet, und durch die ausdauernde Muskelarbeit bleiben die Gelenke elastisch.
Eine natürliche Bewegungsübung, die zu jedem Alter paßt, ist das Gehen, dessen Tempo nach Lust, Kraft und Laune gestaltet werden kann. Die normale Gehstrecke sollte nicht mehr als 6 km betragen. Zum Gehen gehört dann auch das Treppensteigen, das der Betreffende in Kenntnis des gesundheitlichen Wertes positiv federnd gestalten sollte. Treppauf steigen ist vor allen Dingen für älter werdende Menschen ein wunderbares Training, erhöht die Kraft und stärkt, im richtigen Maß durchgeführt, das Herz.
Weitere Bewegungsübungen und Sportarten, über die man nachdenken sollte, sind Radfahren, Schwimmen, Rudern, Skilang- und Waldlauf, Reiten, Eislaufen und Tanzen (auch in Maßen für Diabetiker geeignet, d. h. normal gehen und laufen). Dazu einige Bemerkungen.

Das richtige *Rad* zu besitzen, ist wichtig. Von früher her ist das Tourenrad bekannt. Die Lenkstange sollte entsprechend hoch sein, so daß man entspannt auf dem Sattel sitzt. Hände und Finger dürfen nicht kalt werden, deshalb sind dann Handschuhe angebracht.
Die meisten Menschen lernen zuerst Brustschwimmen. Was uns Ärzten hier nicht gefällt, ist die unnatürliche Abknickung der Halswirbelsäule, die krankhafte Veränderungen in diesem Bereich begünstigt.
Daher empfehlen wir, weniger Brust zu schwimmen, dafür mehr *Rücken- und Kraulschwimmen.*
Beim *Rudern* werden Kraft und Ausdauer gefordert. Diese Sportart ist nichts für Kreislauflabile und Menschen mit Rückenbeschwerden. Aus sportmedizinischer Sicht steigert jedoch das Rudern die Leistungsfähigkeit. Die Sauerstoffaufnahmekapazität wird erhöht.
Im richtigen Boot ist das Wanderrudern ein Naturgenuß. Der Mensch bekommt eine positive Einstellung, ist gelöst, entspannt und hat neu aufgetankt für die Erfüllung der Aufgaben des Tages.
Reiten ist immer populärer geworden. Abgesehen vom sportlichen Training weckt hier die Verbindung zum Pferd die Gemütskräfte, die heute so selten geworden sind.
Zu einem gesunden Sporttreiben gehören auch Eislaufen und Tanzen, die die Durchblutung fördern, eine große Rolle spielt hier die Entspannung, die Fröhlichkeit, mit der Sie anderen Menschen begegnen.
Am Anfang eines jeden Trainings sollte eine Aufwärmphase stehen, die man durch viele Auflockerungsübungen, Duschbäder oder Teilbäder erzielen kann.
Tanzen können Sie auch zu Hause allein; wenn Sie kreativ sind, finden Sie sogar neue individuelle Tanzformen auf klassische wie auf moderne Musik.

Lauftraining

Gehen ist gesund – Laufen noch besser!
Sie sollten Ihre persönliche Leistungsgrenze kennen, und ein sportlicher Ausgleich zum Sitzen im Alltag – ein Fitneßtraining ist Laufen allemal. Es stärkt Herz und Kreislauf, fördert die Durchblutung, erfrischt, entspannt.
Sie kennen Ihren Spazierweg. Sie gehen ihn immer wieder – Ihren Morgen- und Abendspaziergang.

Legen Sie ein „Lauftraining“ ein!
Schalten Sie zunächst den „Schnellgang“ ein, dann 20 Schritte gehen, 20 Schritte laufen. Steigern Sie zunächst bis auf 50 Schritte gehen, 50 Schritte laufen. Diese Zahlen erhöhen Sie nach Ihrem Ermessen und Ihrem Können – das richtet sich nach der Konstitution Ihres Körpers und Ihrer Kraft. Nach 14 Tagen ist es möglich, 100 Schritte zu gehen und 100 Schritte zu laufen.
Dieses Lauftraining, jeden Tag 10 Minuten durchgeführt, ist ideal. Sie bleiben körperlich fit, sind konzentriert und frisch.
Beachten Sie aber, daß Sie richtige Schuhe (spezielle Laufschuhe), leichte Kleidung, die warmhält (Wolle), oder Trainingskleidung tragen.
„Es ginge dem Menschen besser, wenn er mehr ginge – mehr liefe!“, sagte der bekannte Schriftsteller Johann Gottfried Seume (1763 – 1810).

Der „Gehtip für das Gespräch“

Sie haben jeden Tag Besuch, Besprechungen.
Sie sitzen und Ihre Besucher auch. Sie sprechen über ein Problem und suchen die Lösung. Sie haben Ideen und Vorschläge und sprechen darüber – und sitzen – sitzen – sitzen!
Machen Die doch Ihren Termin zu einem Teil des „Fitneßprogramms“! Sie gehen, anstatt zu sitzen, mit Ihrem Besuch im benachbarten Park, auf stillen Straßen. Sie laufen mit Ihrem Besuch! Viele Besprechungen könnten draußen stattfinden!
Hierzu einige Anregungen:

1. Freundliche Aufforderung zum „Geh-Gespräch“.
2. Die Treppen im Bürohaus laufen – wenigstens einen Teil davon!
3. Von vornherein „Schnellgang“ einschalten, dabei Autoabgase meiden!
4. Bei einem möglichen Parkspaziergang sollten Sie Atemübungen einschalten – tief und lange ausatmen – Pause – einatmen; im Verhältnis 3:1 – 12 Schritte aus- und 4 Schritte einatmen!

Eine Gesprächskonferenz kann auf diese Weise gleichzeitig eine „Gesundheitskonferenz“ sein.

Bahnsteigtraining

Sie stehen auf dem Bahnsteig und warten auf den Zug. Dabei treten Sie von einem Bein auf das andere und warten. Es ist kalt, Sie frösteln, und Ihr Zug hat Verspätung.
Sie schauen auf die Uhr – noch 10 Minuten. Nützen Sie diese 10 Minuten für Ihren Kreislauf, für Ihre Gesundheit!
Gehen Sie „mit Schnellgang" von einem Ende des Bahnsteigs zum anderen. Dabei atmen Sie gut aus und ein – auf den meisten Bahnhöfen ist die Luft wegen der heute elektrisch betriebenen Züge nicht schlecht.
Nun sind Sie bereits warm geworden, es geht Ihnen besser. Jetzt sollten Sie ein Lauftraining einlegen:
20 Schritte laufen, 20 Schritte gehen und die Schrittzahl steigern!
Die Leute und Bahnbeamten werden sich zwar wundern, aber sie gewöhnen sich daran. Bald hat es sich herumgesprochen: „Man bewegt sich auf dem Bahnsteig!"

Bewegungsmangel

Bewegungsmangel und gleichbleibende Körperhaltung – z.B. Sitzen am Schreibtisch, an der Schreibmaschine – bedingen eine Fehlhaltung der Wirbelsäule – es tritt Muskelverkrampfung auf, und dadurch hat der Mensch Schmerzen.
Sie sollten immer eine Gleichbelastung der Wirbelsäule anstreben und möglichst Entspannungshilfen einsetzen für die Halswirbel, Brust-, Kreuz- und Lendenwirbelbereiche.

– Beugen, drehen, strecken –

diese Übungen sind auch als vorbeugend anzusehen.

Knieübungen

Wichtig sind auch die Übungen für die Knie, denn viele Menschen meinen, Knieschmerzen seien eine Alterserscheinung. Das kann, muß aber nicht sein. Die Ursache sollte erkannt werden. Sind Verletzungen vorausgegangen?

Liegt ein extremer Bewegungsmangel vor? Ist der Mensch zu dick?
Im belasteten wie im entlasteten Zustand bieten sich Übungen an, die im Prinzip durch Beugen und Strecken bei Veränderung des Schwerpunkts durchzuführen sind.

Krampfadern

Auch gibt es bestimmte Übungen, die man bei Krampfadern macht, bei denen es sich um eine Schwäche der Gefäßwände handelt.

- In der Rückenlage die Beine angewinkelt hochheben, die Unterschenkel 10mal hochschleudern und sie wieder gegen die Oberschenkel fallen lassen.
- Legen Sie sich mit angewinkelten Beinen auf den Rücken, die Füße stehen nahe beim Becken. Nun ziehen Sie ein Knie schwungvoll zum Oberkörper hin an, stellen den Fuß zurück auf den Boden und strecken Ihr Bein langsam. Dies sollten Sie mit jedem Bein 4mal durchführen.
- Sie liegen wieder auf dem Rücken, strecken beide Beine senkrecht in die Höhe und kippen die Füße auf und ab, wobei die Fersen nach oben drücken. Führen Sie diese Übung 10mal durch, stellen die Füße wieder ab und entspannen sich, bevor Sie sie wiederholen.

Der Mensch, der zu Krampfadern neigt, muß alle engen Kleidungsstücke, Mieder, Strumpfbänder vermeiden. Vielleicht sind Stützstrümpfe angebracht – Rückfrage beim Arzt ist nötig!
Der betroffene Mensch sollte in den Pausen des Alltags die Beine viel hochlagern, stehende Tätigkeit ist zu vermeiden.
Wichtig sind bequeme Schuhe, Sie müssen in den Schuhen genügend Spielraum haben, und die Höhe des Absatzes muß dem richtigen Gefühl entsprechen, d.h., Sie müssen Ja dazu sagen und sich wohl fühlen.

Rheumatismus

Auch bei Rheumatismus helfen Muskel- und Gelenkübungen, um die Bewegungsmöglichkeit zu fördern, was vor allem durch eine gesteigerte Durchblutung erreicht wird. Die Übungen sollten regelmäßig erfolgen. Jedes Gelenk, jeder Muskel wird bei diesen Übungen angesprochen.

- Faust auf und zu, Finger einzeln beugen, strecken.
- Mit den Armen „Flügelschlagen“, Beine im Liegen beugen und strecken – jedes Gelenk, jeden Muskel bewegen!

Skilanglauf

Seit 20 Jahren ist Skilanglauf ein Volkssport. Er wird von der Sportmedizin empfohlen – nicht zuletzt deshalb, weil er von Kindesbeinen bis ins hohe Alter ausgeübt werden kann.
Skiwandern kann jeder, der gehen kann. Der Skilanglauf ist ein Training, das Herz, Kreislauf, Atmung und den Stoffwechsel kräftigt, gleichzeitig auch die Körpermuskulatur. Darum wird er heute als Therapie- und Rehabilitationsmaßnahme eingesetzt.
Die Verletzungsgefahr ist sehr gering. Da man beim Skilanglauf die Winterlandschaft erlebt, ist er gleichzeitig eine Entspannungsmaßnahme.
5 oder 6 Wochen vor dem Skilanglauf – vor der Winterkur – sollte man aber eine Skigymnastik machen, die aus ganzheitlicher Sicht durchgeführt werden muß, also den ganzen Körper trainiert.
Skiwandern und Skilanglauf sind dasselbe und im Leben des Menschen eine echte Gesundheitsvorsorge. Schwitzen gehört einfach dazu. Deshalb ist eine Wollmütze angebracht. Auch Handschuhe sollten getragen werden, mit denen man die Blasenbildung an den Händen und Hautabschürfungen verhütet.
Ein paar Tips:

- Immer sollte man sich mit Hilfe einer Karte mit dem Gelände vertraut machen.
- Die Loipen sind nach Schwierigkeitsgraden eingeteilt. Vor allem als Anfänger sollte man das beachten und sich nicht zu schwere Strecken zumuten.

Skigymnastik

Für Skilaufen – ich denke in erster Linie an Skilanglauf oder Skiwandern – muß man in Form sein. Die dabei beanspruchten Muskeln sollten schon 5 – 6 Wochen vorher entsprechend vorbereitet werden.
Zusätzlich zum Joggen – wechselnd schnelles Gehen mit Laufen – konzentriert man sich darauf, Bauch-, Arm- und Beinmuskeln durch gezielte Gymnastik zu kräftigen.
Die Lockerungs- und Entspannungsübungen der Skigymnastik werden

ergänzt durch eine Herz-Kreislauf-Gymnastik, bei der der Pulsschlag im Schnitt bei 130/Minute liegen soll. Schnell gehen auf einer bestimmten Strecke, später laufen, fördert Herz und Kreislauf und trägt zur Stärkung bei. Der *Dauerlauf* ist neben dem Gehen die natürlichste Bewegungsform des Menschen. Wichtig zu wissen, daß eine unverkrampfte Körperhaltung beim Laufen erwünscht ist. Nur dann fühlt man sich wohl, vermeidet auch Verletzungen und ist für den Skilanglauf gut vorbereitet. Kopf und Oberkörper sollten Sie beim Laufen gerade halten, keine zu langen oder verkrampften Schritte machen, den Fuß immer mit der Ferse aufsetzen und nach vorn abrollen, die Arme nicht zu stark anwinkeln, sondern locker mitschwingen lassen, federnd laufen. Und dann sind Sie bereit und stabil – Sie können loslegen.
Gleichmäßig atmen und locker zu sein, ist der Wunsch aller, die zum Skilanglauf starten. Man sollte 6 Wochen vor dem Skilaufen wenigstens 3mal, besser 4mal wöchentlich trainieren. Es muß alles so geschehen, daß in der ersten Trainingsphase schon die Lockerung der Muskulatur erfolgt, wodurch auch das Herz-Kreislauf-System angesprochen und gefördert wird.

Wassergymnastik

Gehen Sie öfter zum Schwimmen? Schwimmen ist gesund, das wissen Sie, und ich meine damit die Bewegung im Wasser. Oft sind die Schwimmbäder so voll, daß Sie gar keinen Platz haben, sich zu bewegen.
Sie stoßen beim Schwimmen immer wieder mit anderen zusammen, und das mindert den Genuß. Schön ist es, wenn man sich im Wasser ausreichend bewegen kann, und dazu verhilft die Wassergymnastik.
Ich entdeckte ihre Wirkung vor 25 Jahren, denn ich beobachtete Frauen im Schwimmbad, die an der Haltestange blieben und sich ausführlich über Gardinenwäsche und die Technik des Aufhängens unterhielten. Nachdem sie mehr als 10 Minuten gestanden hatten, verließen sie das Schwimmbecken, und ich fragte mich: Wo blieb die eigentliche Gymnastik? Da kam mir die Idee zur Wassergymnastik, die ich bei meinen Patienten einsetzte.
Man braucht als einzelner nur so viel Platz, wie man ihn bei einer Drehung um sich selbst mit ausgestreckten Händen bekommt. In diesem Kreis lassen sich nach bestimmten Vorstellungen Bewegungsübungen durchführen, die nicht nur gesund sind, sondern auch Spaß und Freude machen.
Zunächst die *Beckenschaukel:*
Sie stellen sich fest mit beiden Füßen auf den Boden – das Wasser in Brusthöhe – und bewegen den Oberkörper vor und zurück, zur Seite, hin und her.
Bei der *Wasser- oder Rutschgrätsche* rutschen Sie aus dem Stand heraus mit den Beinen seitlich oder nach vorn oder hinten in die Grätsche.
Der *Zigeunertanz,* bei dem beide Beine in allen Richtungen bewegt werden, ist im Wasser viel leichter als auf dem Trockenen.
Der *Wassertwist* läßt Ihre Hüften schwingen, bei der *Schraubendrehung* drehen Sie sich um sich selbst, die in einer vollen Drehung mit dem Karussell endet. Und wer wollte Ihnen verwehren, als Frosch zu hüpfen, ein Bein nach dem anderen möglichst hoch zu schwingen und federnd wieder aufzuspringen – aus dem Stand heraus sind Sie der *Springball.*

Auch der *Hampelmann* läßt sich gut darstellen. Sie schwingen Ihre Arme zur Seite, nach oben, nach unten und benehmen sich wie ein echter Hampelmann.

Bei der *Krebsschere* schwingen Sie mit gebeugten Knien die Oberschenkel auseinander und wieder zusammen - „schnipp, schnapp" heißt die Übung.

Noch viele kleine Übungen lassen sich durchführen, die Ihren Gelenken gut tun - das Wasserboxen, das Flügelschlagen, das Schreiten im Wasser (wie ein „Storch im Salat"), Seiltanzen und -schweben runden die vergnügliche Gymnastik ab, ebenso wie das Schmetterlingsschwimmen oder das Strampeln am Beckenrand auf dem Bauch und auf dem Rücken, wobei sich hier Nichtschwimmer an der Haltestange festhalten können.

Sind Sie zu mehreren, können Sie die Wassergymnastik mit einem *Quallentanz* abschließen. Sie fassen sich an, schwingen hin und her und singen nach Möglichkeit auch ein Lied: „Es wallen die Quallen im Meere hin und her, im Meere her und hin und wir da mittendrin."

Bei dem Thema „Wassergymnastik" kommen Ihnen viele Ideen, führen Sie diese aus. Der ganze Körper von oben bis unten mit allen Gelenken wird dabei fröhlich angesprochen und durchgearbeitet, das macht Spaß, erhält Ihre Flexibilität und Ihre „fröhliche" Gesundheit.

Eine solche Wassergymnastik können Sie bei der Kur, aber auch in der Gruppe - wie in den Vorsorgegruppen der Deutschen Gesellschaft für Gesundheitsvorsorge - erleben.

Massage

Einführung – klassische Massage

Die Massage hat einen festen Platz in der Gesundheitsvorsorge. Sie ist eine Therapie bei verschiedenem Verschleiß – degenerativen Krankheiten sowohl der Gelenke wie auch der Wirbelsäule. Auch bei Muskelschwäche kann man Verspannungen und Verkrampfungen in Verbindung mit Wärmemaßnahmen und Bewegungsübungen lösen, also „müde Muskel munter machen" – wohltuend für die körperliche Verfassung.
Die Massage ist wirksam in der Unfallnachbehandlung, in den Schmerzphasen, in der Umstimmung der vegetativen Reaktionslage, auch bei Stoffwechselstörungen. Daß man an Gewicht abnimmt, ist ein Irrtum – zuerst nimmt der Masseur ab. Allerdings hat auch gezielte Massage Einfluß auf den Fettabbau, und zwar in Verbindung mit einer Reduktionskost ergänzt durch ein abgestimmtes Bewegungstraining.

Wann ist Massage verboten?
Keine Massage bei Infektionen, da es durch die Aktivierung der Massage zur Verteilung der Infektionserreger über den ganzen Körper kommen kann. Auch bei Thrombosen und Embolien ist Massage nicht erlaubt, da hierdurch Blutgerinnsel weiterbefördert werden und Lungen-, Herz- und Hirnembolien zum Tode führen können.
Lagerung und Entspannung sind wichtige Voraussetzungen für einen Erfolg der Massage. Dazu gehören die gute harte Unterlage – Tisch, Bett, Liege –, dies ist wichtig für den Patienten und den Masseur, der möglichst aufrecht arbeiten sollte. Der Patient sollte versuchen, seinen Körper schwer und entspannt hängen zu lassen – „sich zu lassen", was ein Begriff aus dem autogenen Training ist.

Die Aufbauphase einer Massage leitet der Masseur über Streichen und Reiben ein, dem der Knetteil mit Klatschen und Klopfen folgt - je nach Befund und Angaben des Patienten.
Der Masseur bestimmt, ob Streichen, Vibrationsmassage oder Schüttelung erfolgen soll. Das Ziel der Massage: Schmerzlinderung und Entspannung sollten erreicht werden.

Wer darf massieren?
Im allgemeinen stehen ausgebildete Masseure wie auch Krankengymnastinnen zur Verfügung, die eine entsprechende medizinische Vorbildung haben, dadurch die Zusammenhänge sehen und fachgerecht arbeiten können. Es ist auch möglich, daß ein begabter Mensch sich selbst massieren kann, denn Selbstmassage ist eine Eigenhilfe.

Selbstmassage - eine Eigenhilfe

Viele Menschen wissen nicht, daß sie bei manchen Beschwerden und Störungen eine Selbsthilfe entwickeln können, z.B. die *Nervenpunktmassage.*
Das gilt besonders für Hals, Nacken, Schulterbereich, ebenso für die Wirbelsäulensyndrome und für die Herzgegend.
Starten Sie nach folgender Anleitung gleich einen Versuch, sofern Massagen erlaubt sind.
Umfassen Sie mit beiden Händen Ihren Hals derart, daß die Daumen sich an der Vorderseite des Halses berühren, führen Sie dann mit den Fingerkuppen des Zeige- und Mittelfingers parallel neben der Wirbelsäule einen Druck langsam aufsteigend an den Schmerzpunkten bis zum Hals aus.
Sie spüren dann eine Erleichterung, die sich über den Kopf fortsetzt und auch eine Hilfe bei Migräne sein kann.
Beide Hände streichen dann mit den Fingerkuppen weich über den Hals nach vorne. Anschließend bewegen Sie den Kopf langsam hin und her, schütteln Sie „nein!“ und nicken Sie „ja!“ So haben Sie eine Entlastung herbeigeführt, die allen Stauungen entgegenwirkt und erleichtert - psychisch und physisch.
Nacken und Schulterfeld bereiten Sie mit heißen Kompressen für die Nervendruckpunktmassage vor, die auch unter dem Namen Akupressur bekannt ist.

Neben der klassischen Massage, wie sie seit langer Zeit gelehrt und die gezielt nach Befund und Beschwerden durch Entspannungsstreicheinheiten, Reibung, Erschütterung, Klatschen, Klopfen und Kneten ausgeführt wird, kennen wir noch Sonderformen der Massage.
Eine *Sportmassage* erhält z. B. der Sportler in den Wettkampfpausen. Es ist eine Gesundheitsmassage, die den ganzen Körper erfrischt, locker macht und auf diese Weise neue Energien gibt.
Auch in der *Kosmetik* wird Massage angewandt. Dabei geht es nicht um eine Schmerzbeseitigung, sondern um das Wohlgefühl und die Durchblutungsverbesserung der Haut. Auch reflektorisch muskuläre Verspannungen nehmen ab. Die Massage wird mit einem Hautfunktionsöl durchgeführt und wirkt noch intensiver, wenn vorher feuchtheiße Kompressen angewandt werden. Dabei sollte unter Berücksichtigung des Lymphflusses sehr langsam massiert werden.
Bei Schmerzen im Kreuz- und Lendenwirbelbereich legen Sie sich flach auf den Boden mit den Füßen unter einem Schrank. Dehnen und strecken Sie sich dann mit Hilfe eines Partners, der Sie an den Händen nimmt und so tut, als ob er Sie an Ihren Armen unter dem Schrank wegziehen wollte.
Eine helfende Massage ist die *Rückenmassage,* die immer wieder die Durchblutung der Haut im Bereich der Wirbelsäule anregt. Der Patient liegt flach und entspannt auf dem Bauch mit einer zusammengerollten Decke unter den Füßen. Die Grundgriffe, mit denen man bei einer Rückenmassage vertraut sein sollte, sind Streichungen, Zirkelreibungen, Handballenreibungen, Knetungen und Schüttelungen.

Reflexzonenmassage

Bei der Reflexzonenbehandlung sind 3 Methoden besonders hervorzuheben, und zwar

- Bindegewebsmassage,
- Fußzonenreflexmassage und
- Akupressur.

Bindegewebsmassage

Die Bindegewebsmassage wurde von der deutschen Krankengymnastin Elisabeth Dicke (1885 – 1952) in den 30er Jahren entwickelt. Sie stellte fest, daß der Reiz an einen Hautabschnitt (Segment) gebunden ist, der von einem zum Rückenmark gehörenden Nerv versorgt wird.

In der heutigen Therapie weiß man, daß der Reiz sich reflektorisch ausbreitet, sich also gleichzeitig in mehrere Hautabschnitte oder in ganz eng umschriebene Zonen ausdehnen kann. Da Störungen einzelner innerer Organe oder Gelenke und Gewebsabschnitte sich in Spannungsveränderungen, also im Unterhautbindegewebe, zeigen, gilt es, durch Massage die Spannungsveränderungen genau zu lokalisieren und einen Spannungsausgleich zu erreichen. Durch Tasten prüft der Masseur die Spannungsqualitäten der einzelnen Zonen – normal, Über- und Unterspannung sowie Quellungen und Verklebungen.

In der Therapie gibt es 5 verschiedene Griffe:

- Faszientechnik an Muskel- und Sehnenbändern,
- Unterhauttechnik an allen Stellen, die unterspannt sind,
- Hauttechnik, bei der die Haut gereizt wird, falls das Gewebe nicht entsprechend reagiert,
- flächige Technik, z. B. an der Schulter und der Hüfte,
- kleinflächige Knetungen an Gewebsstellen, an denen Verklebungen zu lösen sind.

Durch den Spannungsausgleich wird ein harmonisierender Einfluß auf das vegetative Nervensystem ausgeübt und somit auch die körpereigenen Abwehrkräfte mobilisiert.

Bei Erkrankungen der inneren Organe entstehen Spannungsveränderungen im lockeren Bindegewebe der Unterhaut, die beseitigt werden müssen. Durch eine besondere Technik werden Gewebsabschnitte, in denen die Spannung vermindert ist, gereizt, bis sich wieder ein Spannungsausgleich eingestellt hat. Dadurch wird das vegetative Nervensystem beeinflußt, und somit kann eine Behandlung der indirekt bzw. reflektorisch gestörten Organfunktionen erfolgen. Der harmonisierende Einfluß auf das vegetative Nervensystem mobilisiert auch die körpereigenen Abwehrkräfte.

Fußzonenreflexmassage

Sie wurde in den 20er Jahren unseres Jahrhunderts von einem amerikanischen Zahnarzt, William Fitzgerald, entdeckt. Mit ihr kann man Schmerzen dämpfen und ausschalten, wenn man bestimmte Bereiche der Zehen und Füße mit Zirkelreibungen anspricht. Er ging davon aus, daß 10 Längssegmente, 5 auf jeder Seite, den Körper durchziehen und alle Nerven an den Füßen enden. Die Abfallprodukte des Stoffwechsels (Harnsäure und Calcium) können sich in den Nervenenden der Füße kristallisieren und mit der Fußzonenreflexmassage aufgelöst werden.

Es gibt Hinweise, daß bereits vor 5000 Jahren in China eine ähnliche Heilmethode praktiziert wurde, ebenso weisen altägyptische Darstellungen auf die Anwendung der Reflexzonentherapie hin. Heute hat sie von Amerika aus längst ihren Einzug in die Praxis der Naturheilkunde gefunden.
Die Massage beginnt mit wenigen allgemeinen Streichungen und Reibungen des Fußes und führt mit dem Daumen Beuge- und Streckbewegungen durch. Sie ist durch eine scharfe, punktartige Schmerzbekämpfung gekennzeichnet, denn die Nervenenden am Fuß werden durch die Massage gereizt, und dies soll helfen, die Fehlfunktion des Körpers zu beheben.

Das gemeinsame Ziel aller Reflexzonenmassagen ist es, regulierend im Organgeschehen einzugreifen, dadurch können sie auch schmerzlindernd wirken.
Oft brauchen Sie einen Partner, der die Schmerzpunkte angeht, die Sie nicht erreichen können. Bei dieser Massage wird eine auf der Stelle kreisrunde, kleine Massage vorgenommen, die durch Massagesalben sinnvoll unterstützt wird. Dabei lösen sich Verspannungen und Verkrampfungen. Das kann man im Bereich der Wirbelsäule in allen Regionen anwenden, und zwar in knappem Abstand rechts und links von der Wirbelsäule, an den Wirbelkörpern - da, wo die Nerven die Wirbel verlassen.

Lymphdrainage

Diese Sonderform der Massage dient dazu, krankhaft gestaute Lymphgefäße „auszustreichen“, d. h. zu entlasten.
Die aus Gewebsflüssigkeit und weißen Blutkörperchen gebildete *Lymphe* fließt in einem eigenen Gefäßsystem durch den Körper und hat eine Bedeutung für das menschliche Immunsystem. Krankheitserreger sollen abgewehrt, Schlacken abtransportiert und Gewebe mit Nährstoffen versorgt werden.
Die Lymphe wird durch Muskeltätigkeit in Fluß gehalten. Durch mangelnde körperliche Bewegung kann der Lymphumlauf stocken, und es kommt zu einer Ansammlung von Stoffwechselschlacken.
Diese Technik wurde von dem dänischen Biologen Dr. E. Vodder erarbeitet und kommt dort zur Anwendung, wo weiches, schwammiges und wassergefülltes Gewebe vorhanden ist, mit Ausnahme von Wasseransammlungen (Ödeme) durch Nierenstörungen, Rechtsherzinsuffizienz.
Auch durch beengende Kleidungsstücke können Lymphbahnen abgedrückt werden.

Der Masseur stellt vor der Behandlung die Art der Wasseransammlung fest. Wichtig ist bei seiner Massage die Arbeitsrichtung: Streichungen und Drückungen müssen in Herzrichtung ausgeführt werden. Der Druck sollte sanft sein, weil die Lymphkapillaren sehr oberflächlich liegen und starke Reize zu einer verstärkten Produktion der Lymphe führen und somit die Ödeme vergrößern.
Die Lymphdrainage wird bei Erkrankungen, die durch gestaute Lymphe entstanden sind, angewandt, z. B. bei offenen Beinen, bestimmten Formen von Kopfschmerzen und Migräne, Krampfadern und dicken Armen als Folge einer Brustentfernung. Durch die Lymphdrainage sollen Stauungen beseitigt und die Durchblutung erhöht werden. Schmerzen in der Herzgegend können ebenfalls durch Auffinden der Druckpunkte gelöst werden.

Bürstenmassage

Schon die alten Römer haben sich mit feinem Sand abgerieben. Das fördert die Durchblutung und regt den Kreislauf an. Wir erreichen dasselbe mit der Bürstenmassage - möglichst mit einer Bürste aus Pferdeborsten, und dann muß die Richtung stimmen: immer zum Herzen hin bürsten.
Morgens nach dem Aufstehen - vor dem Duschen - Trockenbürsten von unten nach oben - an den Füßen beginnend - also immer dem Herzen zu - von den Händen zur Schulter - am Bauch kreisrund - und den Rücken mit Hilfe des Bürstenstiels oder durch Assistenz. 10 Minuten sind dafür ausreichend.
Das tut gut! Die Durchblutung wird gefördert, die Muskulatur entspannt. Daran schließen Sie Atemübungen an - atmen Sie besonders gut aus - singen Sie auf die Vokale A und O aus und ein - Atmung ganz ruhig!
Anschließend sollten Sie heiß duschen und mit kurzem Kaltreiz abschließen (ganz oder teilweise), wobei der kurze Unterschenkelguß eine Ableitung darstellt und die Entspannung vertieft. Danach sollten Sie sich kräftig abfrottieren und evtl. noch 10 Minuten ins Bett legen.
Mit einem guten Hautöl sollten Sie Ihre Haut nachmassieren, dadurch erhöhen sich Spannkraft und Elastizität der Haut. Beenden Sie das Ganze mit 5 - 10 Minuten autogenem Training.
Dies ist ein Morgenprogramm, das den Müden munter und fröhlich macht. Die besten Atemübungen sind Gehen, Laufen, Schwimmen, Singen, und deshalb hat sich der Lauf vor dem Frühstück bewährt, bei dem Sie Ihre Schlacken ausatmen, neuen Sauerstoff auftanken und sich danach wohlig entspannt fühlen.

Ein Tip für den Nacken

Gehören Sie auch zu den Menschen, die Spannungen im Nacken haben? Der Hals tut Ihnen hinten weh, manchmal kracht es sogar. Unbestimmte Schmerzen stören Ihren Schlaf.
Der Röntgenbefund ergab nichts Krankhaftes – keine krankhafte Veränderung der Knochensubstanz. Aber Sie fühlen sich nicht wohl. Was können Sie tun?
Machen Sie zunächst am Morgen und Abend feuchtheiße Kompressen auf den Nacken. Dazu nehmen Sie 2 kleine Frotteetücher („Gästetücher“) und legen diese wechselweise für die Dauer von jeweils 5–10 Minuten auf die Nackengegend. Ein Schuß Essig ins Wasser unterstreicht manchmal die Wirkung.
Die Haut muß ganz rot werden.
Nach dem Trockenfrottieren nehmen Sie Zeige- und Mittelfinger beider Hände und massieren mit den Fingerkuppen ganz leicht die Gegend rechts und links neben der Wirbelsäule im Strich von unten nach oben.
Anschließend machen Sie bei langsamem Drehen des Kopfes eine kurze Streichmassage. Die Daumen der rechten und linken Hand berühren sich an der Vorderseite des Halses, die Finger streichen massierend neben der Wirbelsäule die Verspannung und Schmerzen aus.
Schlafen Sie auf einer kleinen Nackenrolle mit Roßhaarfüllung, eventuell unter Zuhilfenahme eines kleinen „Kuschelkissens“.
Auch sollten Sie das „Sonntagsschwimmen“, d. h. das Brustschwimmen, vermeiden, bei dem Sie den Kopf in einer einseitigen Haltung fixieren, außerdem wirkt die Wassergrenze auf Dauer unterkühlend für die Nackengegend. Bewegen Sie Ihren Kopf, richtig ist Kraulen, gut ist die Wassergymnastik.
Bewegungsübungen sollten Sie so oft wie möglich als Hilfe für Ihren Nacken einschalten, aber im Zeitlupentempo.
Sie sitzen im Auto, Sie werden gefahren. Nützen Sie die Fahrzeit zu langsamen Drehbewegungen des Kopfes – auch vor, zurück, nach rechts und links, kreisen Sie vorn rechts und links. Die Übungen können Sie mit einer leichten Streichmassage abschließen.
Tragen Sie einen „seelischen Rucksack“?
Kummer, Last und Sorgen, Streß und Konflikte werden über das vegetative Nervensystem von Ihrem labilen Organ als Seismograph der Seele aufgefan-

gen. Das kann jedes Organ, jede Körperregion sein, oft das Gebiet der Halswirbelsäule.
Vegetative Verspannungen führen auch zu dem Bild des Zervikalsyndroms. Falls Sie diesen „seelischen Bandscheibenschaden“ haben, klären Sie Ihre Lebenssituation und Ihre Haltung dazu ab! Abstandsgewinnung, positive Einstellung bringen Entspannung.
Also: Harmonie anstreben!

Wasseranwendungen

Schon Hippokrates soll durch kalte Bäder Krankheiten unbekannten Ursprungs geheilt haben.

Es gibt verschiedene Formen der Wasser-(Hydro-)therapie, und zwar wechselweise der Gebrauch von kaltem und warmem Wasser sowohl für Waschungen, Teilgüsse, Teilwickel, Teilbäder und Ganzbäder. Auch heute hat die Hydrotherapie zur Vorbeugung und Heilung von Krankheiten ihren Platz.

Bei den Heilungsmöglichkeiten des Wassers hilft das Kneippsche Heilverfahren, d.h. Güsse als Arm-, Brust- und Beinguß, Schenkel-, Knie-, Ober- und Vollabguß, wobei sich die Temperaturen von warm nach kalt (von 37 °C bis 18 °C) bewegen.

Zur Durchführung der Güsse steht der medizinisch ausgebildete Bademeister zur Verfügung. In Kurbädern und zu Hause kann man das z. T. in eigener Regie mit geeigneten Becken und Wannen durchführen.

Bei der vegetativen Dystonie, also der Regulationsstörung des vegetativen Nervensystems, sind auch Serien von Fichtennadel-, Rosmarin- oder Pernioninbädern angebracht, da sie beruhigen, auf der anderen Seite Erfrischung, also langsame Erholung vermitteln, die Entspannung vertiefen und die Abwehrreaktionen des Körpers steigern.

Es handelt sich bei vegetativen Störungen um eine Durchblutungsförderung der Haut, damit aber auch der Organe, die besonders in sogenannten Überwärmungsbädern (nach Schlenz) zum Ausdruck kommen. Diese Bäder sollten nur unter ärztlicher Aufsicht durchgeführt werden, da sie Herz und Kreislauf stark beanspruchen. Bei diesen Bädern kommt es zu einer Überwärmung, wodurch Krankheiten infektiöser und degenerativer Natur verhütet werden können.

Bei Pfarrer Kneipp stand die Wasseranwendung für den Menschen im Mittelpunkt der Behandlung. So wurde Wörishofen zu einem Kurort.

Zur Kneippkur gehört auch das Wassertreten, das Wiesenlaufen, das Laufen

durch Wasser am Strand entlang, im Winter das Schneelaufen – das härtet ab und regt den Kreislauf an. Krampfaderbeschwerden, gefäßbedingte Kopfschmerzen werden günstig beeinflußt und verschwinden.
Zu Hause dient die mit kaltem Wasser gefüllte Badewanne zum *Wassertreten.* Sie gehen im Storchenschritt 30 Sekunden auf der Stelle, heben die Beine abwechselnd aus dem Wasser, bis man als Reaktion eine leichte Kälte verspürt. Man darf nur Wassertreten, wenn der Körper ausreichend erwärmt ist. Ein Leitsatz von Kneipp lautet nämlich: „Keine kalten Anwendungen am kalten Körper".
Ein großer Teil der von Kneipp empfohlenen Anwendungen ist zu Hause durchführbar – Teil-, Vollbäder, Güsse, Waschungen, Wickel und Packungen.
Kneipp hat die heilende Kraft des Wassers selbst erfahren, legte großen Wert auf die verschiedenen Badeformen und begründete sie auch, ebenso seine Wickelanwendungen.
Diese Kneippschen Wickel bestehen aus 3 Tüchern:

- dem eigentlichen nassen Wickeltuch, also Innentuch, das sehr saugfähig sein sollte,
- einem Wolltuch, das als äußere, isolierende Umhüllung dient,
- sowie einem Zwischentuch, das der Wärmestauung dienen soll und verhindert, daß das Wolltuch feucht wird.

Kleine Wickel (Hals- und Wadenwickel) können selbst angelegt werden, bei großen sollte eine andere Person helfen, die für ein festes Einpacken mit der Bettdecke sorgt.
Bei wärmeentziehenden Wickeln wird das Innentuch nur leicht ausgewrungen und bei Bedarf erneuert, bevor es körperwarm wird und eine nicht erwünschte Wärmestauung eintritt.
Bei typischen Zeichen von Entzündungen, Schwellungen und Schmerzen, bei frischen Verstauchungen sind kalte Wickel häufig wirksamer als entzündungshemmende Medikamente und Salben.
Der *Brustwickel* – er reicht etwa von den Achselhöhlen zum Nabel, und das Zwischentuch ist breiter, damit die Haut nicht mit dem Wolltuch in Berührung kommt – ist besonders hilfreich bei Katarrhen der Atemwege mit starker Verschleimung und quälendem Husten.
Alle Formen der Wickel haben ihre Bedeutung – nicht nur der feuchtheiße Rumpfwickel bei Erwachsenen, sondern vor allen Dingen der *Senfmehlwickel* z. B. bei einer Bronchitis der Kinder, der reflektorisch auf die Bronchien einwirkt.
Dazu rührt man 2 – 3 gehäufte Eßlöffel Senfmehl in 1 l kaltes Wasser und gibt

nach 10 Minuten heißes Wasser dazu, bis die Temperatur der Lösung 42–45 °C beträgt. Das Wickeltuch wird eingetaucht, ausgewrungen und sofort mit Zwischen- und Wolltuch angelegt. Diesen Wickel muß man nach 10–20 Minuten abnehmen, um die Haut nicht zu schädigen. Deshalb wäscht man danach auch an der Haut haftendes Senfmehl warm ab.
Als Sonderform des Brustwickels ist noch der *Schal* bekannt, bei dem außer Brust und Rücken auch die Schultern, die Arme und der Hals eingewickelt werden. Dieser Wickel muß allerdings von einer ausgebildeten Person angelegt werden.
Kalte Wadenwickel haben eine fieberableitende Wirkung. Besonders bei ansteckenden Kinderkrankheiten mit hohem Fieber bringen häufig gewechselte Wadenwickel Erleichterung und Beruhigung. Sie eignen sich für den Wärmeentzug, wodurch das Fieber gesenkt und der Kreislauf entlastet wird. Beim Wadenwickel werden Leinenhandtücher zur Hälfte in kaltes Wasser getaucht; die trockene Hälfte bildet dann den äußeren Abschluß.
Wichtig aus der Sicht der Gesundheitsvorsorge ist auch das *ansteigende Fußbad.* Bei Durchblutungsstörungen rate ich zu einem Teilbad, zum Fußbad unter Zugabe von Pernionin, einer durchblutungsfördernden Flüssigkeit. Sie gießen so lange heißes Wasser in den Badeeimer nach, wie Sie es vertragen, bis die Füße krebsrot sind. Verstärken Sie diese Wirkung noch durch eine Handvoll Salz. Die Füße bekommen dadurch mehr Blut und damit mehr Sauerstoff. Es tritt ein Prickeln und Kribbeln der Fußsohlen auf. Vorsicht ist allerdings bei Krampfadern geboten und auch bei Bluthochdruck. Doch schon manch einer hat durch das ansteigende heiße Fußbad die beginnende Erkältungskrankheit verhüten können.

Sie haben Schmerzen in der linken Brustseite, am Herzen? Sie wurden untersucht, aber für gut befunden. Krank sind Sie also nicht. Trotzdem, die Schmerzen entstehen durch Krampfzustände der Herzkranzgefäße. Die Muskelzellen bekommen nun zu wenig Sauerstoff. Machen Sie in solchen Fällen ein *ansteigendes Armbad,* das sogenannte Hauffe-Armbad.
Und sicher kennen Sie auch die gute Wirkung einer *feuchtwarmen Kompresse* auf den Bauch bei Stoffwechselstörungen, bei Schmerzen im Bereich der Leber und Galle.
Ein ansteigendes Bad in der Wanne, das *warme Ganzbad,* erwärmt den ganzen Körper – es ist also durchblutungsfördernd und hilft z.B., die Grippe zu kupieren, besonders wenn es ein Pernionin-Bad ist, d. h., man gibt 1/2 Flasche oder etwas mehr eines Pernionin-Bades zum Badewasser.

Ein Duschbad, im Wechsel heiß und kalt, ist ebenfalls dazu geeignet. Das kann sich jeder aussuchen, wie er es verträgt – man muß es einfach ausprobieren.
Sind Sie verspannt, haben Sie das Fußgelenk verstaucht oder durch eine Verletzung Blutergüsse in den Beinen, so helfen auch hier zunächst feuchtkühle Anwendungen, die das Aufsaugen des Blutes erleichtern.
Bei Entzündungen steht das warme *Seifenbad* auf dem Programm. Es ist reinigend, entzündungshemmend und ebenfalls durchblutungsfördernd. Sie lösen ein Stück Kernseife unter leichtem Schütteln in warmem Wasser auf.

So gibt es viele Möglichkeiten, bei denen das Wasser als gesundheitsfördernd und heilend angewandt werden kann. Das gilt auch für Kinder, die mit Wasseranwendungen (Wickel, Baden, Duschen) ihre Erfahrung machen.

Das Kopfdampfbad

Eine andere wirksame Behandlung, die zu Hause durchgeführt werden kann, ist das Kopfdampfbad.
Man nimmt einen großen, standsicheren Kochtopf mit Deckel (es gibt auch Spezialtöpfe), in dem 3–5 l Wasser zum Kochen gebracht werden. Um Verbrennungen zu verhüten, darf der Topf höchstens zu $^{2}/_{3}$ mit Wasser gefüllt sein – das Wasser verkocht, der Dampf wird eingeatmet.
Zum Abschluß des Kopfdampfbades erfrischt eine kalte Gesichts- und Oberkörperwaschung. Danach muß der Kranke ausruhen, bis sich die Körpertemperatur normalisiert hat.
Das Kopfdampfbad kann bei Erkältungsbeschwerden 2- bis 3mal wiederholt werden.

Das Saunabaden

Nicht zu vergessen in der Reihe der Wasseranwendungen ist das Saunabaden, das zunächst eine Heilung durch Dämpfe bewirkt. In der Sauna verraucht der Zorn, und „die Galle trocknet ein" – ein alter Leitsatz, der seit vielen Jahren seine Gültigkeit hat. Daher soll es in der Sauna so still wie in einer Kirche sein.

In der Wärmephase, in der Saunakammer, beginnt man zu schwitzen. In der Abkühlphase normalisiert sich die Körpertemperatur.
Zu jeder ordentlichen Sauna ist Vorwaschen, Vorduschen mit Benutzung des Wärmefußbeckens wesentlich und selbstverständlich.

Wie oft soll man Saunabaden?
Als Grundregel gilt: Einmal wöchentlich die Sauna aufsuchen.
Die Wirkungen der Sauna sind:

- Reinigung der Haut durch Schweißabsonderung,
- Kräftigung der peripheren Blutgefäße,
- Normalisierung der arteriellen Blutgefäße,
- Entspannung der Muskeln,
- durch Abhärtung erhöhte Widerstandskraft,
- positiver Einfluß auf die Psyche,
- Steigerung von Wohlbefinden und Vitalität,
- Ausgeglichenheit von Körper und Seele.

Im Schwitzbad entsteht das sogenannte Heilfieber des Körpers, was Infektkrankheiten kupiert und somit eine Ausbreitung der Infektion verhindert.
Saunabaden muß gelernt sein. In jeder Sauna hängen sogenannte Saunaregeln, die über Vorbereitung, über Reinigung, über das Verhalten nach der Sauna, das Abkühlmanöver, über die Bewegung, die Benutzung des kalten Wasserbeckens und des warmen Duschbads Auskunft geben. In der Sauna sollte man möglichst nicht sprechen, keine Unterhaltung und erst recht keine aufregenden Gespräche führen.
Während des Aufenthalts in der Sauna gießt man immer wieder eine Kelle voll Wasser auf die heißen Saunasteine. Es darf nur wenig Wasser versprüht werden, damit der Feuchtigkeitsgehalt der Luft nicht zu hoch wird. Die dafür geltenden Regeln sollten beachtet werden. Die Wirkung des Aufgusses ist nur kurz, doch nach 3 Minuten sollte der Saunabadende die Sauna verlassen und dann die angebotene Abkühlung benutzen – mehr noch: genießen, und der Körper verlangt danach. Der Wärmeeinfluß erweitert die Blutgefäße, Abkühlung zieht sie zusammen.
Die Frage, ob labile Blutdruckpatienten in die Sauna gehen können, muß vom Hausarzt geklärt werden.
Der Gewichtsverlust durch die Sauna ist verhältnismäßig groß, da der Saunabadende viel Wasser verliert. Zwischenzeitlich sollte der Mensch beim Saunabaden Atemübungen an frischer Luft machen. Bewußt also das Atemerlebnis spüren – also vor allem aus- und einatmen – sich aus- und einatmen lassen!

Vom richtigen Duschen

Sie haben eine Dusche zu Hause? Der Wasserdruck ist gut, der Strahl ist kräftig massierend? Dann freuen Sie sich, und nutzen Sie diese Chance der Gesunderhaltung!
Richtig duschen heißt, die „Durchblutung“ zu fördern und damit den Sauerstoffmangel der Zellen auszugleichen – sich erfrischen, sich entspannen. Mit einer „Regendusche“ wäre dies schwieriger.
Zunächst sollten Sie den ganzen Körper schnell – so heiß wie möglich – durchduschen, die Haut sollte krebsrot sein! Erst dann schalten Sie um auf „kalt“ – für den, der es verträgt, folgt ein ganzer Kaltguß – sonst schnell einen kalten Duschguß über beide Beine.
Übrigens, die Nackengegend sollte immer warm bleiben, so vermeidet man Verspannungen.
In der Wechselwirkung wird der Körper besonders angesprochen und gewissermaßen aufgebaut.
Nach dem Duschen abfrottieren – tief aus- und einatmen! –, und man fühlt sich wieder wohl, entspannt, leistungsfähig! Man ist wieder „fit“!

Die Handtuchdusche

Sie sind Duschen gewöhnt – jeden Morgen, jeden Abend. Sie wissen, daß Duschen durchblutungsfördernd und erfrischend ist, denn Duschen hält „fit“!
Sie sind auf Reisen. Sie haben das Pech, einmal keine Dusche zu bekommen, aber Sie haben wenigstens ein Waschbecken mit warm-kalt-fließendem Wasser.
Sie sind erschöpft, was tun?
Nehmen Sie 2 Handtücher, und legen Sie diese ins heiße Wasser. Nun wringen Sie zunächst ein Handtuch aus, klatschen es sich auf die Vorderseite des Körpers vom Halsansatz bis zu den Beinen.
Während dieses geschieht, nehmen Sie das 2. Handtuch und schlagen es über den Rücken, drücken es am Körper an – von der Schulter beginnend bis zum Gesäß.
Dann wechseln Sie wieder das „vordere“ Handtuch aus, immer wieder im schnellen Wechsel und bei ständig heiß zulaufendem Wasser. Sie fühlen die

angenehme Wärme der Tücher und erreichen damit in 10 Minuten nahezu die Intensität einer Duschwirkung.
Die Füße sollten auf Holz oder auf einer Matte stehen. Haben Sie kalte Füße, so machen Sie feuchtheiße Kompressen, am besten aber ein Fußbad.
Zwischendurch wird das Gesicht feuchtheiß abgerieben. Daß das gut tut, weiß man von den Langstreckenflügen, bei denen der Passagier vor der Landung ein feuchtheißes Tuch zum Abreiben des Gesichts bekommt. Die Hände sind dadurch sowieso warm.
Danach frottieren Sie sich ab. Sie fühlen sich wohl und erfrischt – Sie sind ein neuer Mensch!
So kann man sich fit halten, auch wenn technisch einmal alles anders aussieht.

Was ist Homöopathie?

Gehören Sie zu den Menschen, die sich immer mehr für Homöopathie und ihre Behandlungsform interessieren?
Sie ist ein Heilsystem, das vor 200 Jahren von dem deutschen Arzt Samuel Hahnemann (1755 - 1843) entwickelt wurde. Das Wort Homöopathie leitet sich ab von den griechischen Wörtern „homoios“ (ähnlich) und „pathos“ (Leiden) - also Ähnliches durch Ähnliches zu heilen, lateinisch Similia similibus curantur.
Der Homöopathie gegenüber steht die Allopathie, die sogenannte Schulmedizin, die anders, also symptomatisch eingesetzt wird, während die Homöopathie in kleinen Mengen zur Eigenaktivität auffordert und das Immunsystem anspricht.
Es gibt Fälle, in denen unbedingt die Schulmedizin helfen muß, aber auch Fälle, in denen homöopathische Mittel die Hilfe brachten.
Kein Mensch sollte mit homöopathischen Mitteln selbst experimentieren, genausowenig wie mit anderen Medikamenten. Die Behandlung muß nur durch einen Fachmann - einen Arzt, einen Homöopathen - erfolgen und beobachtet werden. Es ist dessen Aufgabe, unter der Fülle der angebotenen Mittel die individuell passenden herauszufinden, wobei die genaue Erhebung der Krankengeschichte mit ihren Ursachen und Beschwerden Voraussetzung ist.
Hahnemann war der Ansicht, daß die Arzneien mit zunehmender Verdünnung rascher und nachhaltiger wirkten. So sprach er von Potenzen (lat. potentia - Kraft).
Man kennt die Verdünnung 1:10, d. h., 1 Teil Ursubstanz wird mit 9 Teilen Verdünnungsmitteln verschüttelt oder verrieben. Heute werden die homöopathischen Arzneien von dafür eingerichteten pharmazeutischen Firmen hergestellt.
Akute wie auch chronische Krankheiten können homöopathisch behandelt werden. Infektionen jedoch, deren Erreger man kennt, werden heute sehr

wirksam mit Antibiotika angesprochen. Hier ist eine homöopathische Behandlung weniger angezeigt.
Bei Virusinfektionen (Grippe) ist man mit spezifischen Mitteln erfolgreich, bei chronischen Krankheitsbildern bietet die Homöopathie, die heute wieder erforscht wird, neue Möglichkeiten, wobei die Auffassung, daß Krankheiten stets von innen nach außen heilen, wichtig ist.
Zuerst ist die subjektive, dann die objektive Besserung zu sehen - d.h. nach Ansicht von Hering - einem Schüler von Hahnemann -, daß z. B. bei Hautkrankheiten immer innere Erkrankungen zugrunde liegen, wobei das Immunsystem blockiert ist, was eine Abwehrschwäche zur Folge hat. So wird aus der zuerst ausgebrochenen Krankheit ein Leiden, das nur durch Umstellung der gesamten Lebensweise und langdauernde Behandlung geheilt werden kann - wobei oft ein Defekt zurückbleibt. Daher ist das Denken in der Homöopathie zunächst auf eine Regulationsbehandlung gerichtet, d.h., es erfolgt eine Aktivierung der körpereigenen Regulationsmechanismen. Durch die Arzneigabe wird der Körper angeregt, sich selbst zu helfen. Dabei muß gesagt werden, daß Arzneimittelschäden (Leber oder Nieren) durch homöopathische Mittel überhaupt nicht auftreten, z. B. auch nicht durch Ampullen, wie sie etwa von Schwabe und Heel hergestellt werden, in denen das Mittel in einer angegebenen Potenz gelöst ist.
Die klassische Homöopathie geht davon aus, daß eine Arznei nicht nur aufgrund ihrer Substanz Reaktionen im Körper hervorruft, sondern auch als Information, als Impulsgeber auf die körpereigene Regulation einzuwirken vermag.

Die richtige Ernährung

Essen und Trinken hält Körper und Seele gesund, und wenn Gesundheit das höchste Gut ist, haben wir mit der Ernährung einen wichtigen Schlüssel zur Gesundheit in der Hand. „Der Mensch ist, was er ißt."

Sinn der Ernährung ist es, dem Körper Energien, also Brennstoffe, zuzuführen.

Bei einer gesunden Ernährung müssen wir grundsätzlich auf den „gesunden Bauch" achten. Die Nahrung bleibt durchschnittlich 8–12 Stunden im Dünndarm. Dieser hat viele kleine, fingerförmige Schleimhautausstülpungen (Darmzotten), wodurch sich eine große Oberfläche ergibt, die die Nährstoffaufnahme begünstigt. Der Dickdarm besorgt insbesondere Wasser- und Mineralrückgewinnung aus dem Verdauungsbrei, wodurch der Stuhl eingedickt wird. Diese Vorgänge werden von der Leber beeinflußt, in der alle notwendigen Um- und Neubildungsvorgänge ablaufen. Sie ist außerdem Hauptentgiftungsorgan, ein grandioses Stoffwechsellabor und für die Entwicklung und Gesunderhaltung unseres Körpers von wesentlicher Bedeutung.

Alle Organe werden von der Leber mit Nähr- und Wirkstoffen versorgt, damit sie optimal funktionieren. Sie steht in direkter Verbindung mit dem Gehirn und erhält von dort Signale, die über das Stoffwechselgeschehen im Körper informieren. Daher leiten wir die Möglichkeit ab, mit dem autogenen Training über das vegetative Nervensystem Einflüsse auf die Leberfunktion zu gewinnen.

Hier sollen in diesem Zusammenhang ein paar Lebensregeln angeführt werden, um eine optimale Gesundheit zu erreichen:

- Streß und Lärm vermeiden;
- auf gutem Fuß mit seinen Mitmenschen leben, damit es nicht heißen muß: „Es läuft mir eine Laus über die Leber";
- günstige Arbeitsbedingungen herstellen – Probleme und Konflikte sollten bewältigt werden;

- gesunde Kleidung tragen (besonders Wolle und Baumwolle);
- günstige Wohnbedingungen schaffen;
- genügend schlafen – durchschnittlich 8 Stunden Nachtschlaf;
- „Sünden“ müssen ausfallen – also möglichst auf Nikotin und Alkohol verzichten;
- schädlichen Umwelteinflüssen entgegenwirken;
- sich richtig ernähren – ausreichend, aber nicht zu viel Energie- und Baustoffstoffe, genügend Vitamine, Mineral- und Ballaststoffe zu sich nehmen.

So sind Kopfschmerzen, Schlaflosigkeit, Erschöpfung, Spannungszustände verschiedenster Art, rheumatische Beschwerden all die Folgen unserer modernen Lebensweise zu vermeiden.

Unser Körper benötigt Brennstoffe (Energieträger), Baustoffe und eine ganze Reihe weiterer, für den Körper und das Leben notwendiger Substanzen, wie Vitamine und Mineralstoffe.

Energiespender sind Kohlenhydrate und Fette, Baustoffe vor allem Eiweiß und Wasser.

Die Verdauung beginnt im Mund. So werden mit dem Ferment Ptyalin, der Speichelamylase, Kohlenhydrate, vor allem Stärke, in Zucker aufgespalten.

Da Blut nur eine begrenzte Menge Zucker enthalten darf, werden die nicht sofort benötigten Mengen in der Leber und in den Muskeln gespeichert.

Blutzucker wird zu langen Ketten gebunden und bildet in der typischen Speicherform das Glykogen. Für die Gewebe ist Blutzucker die wichtigste Energiequelle, insbesondere Nerven- und Gehirnzellen müssen davon versorgt werden.

Je nach Zusammensetzung der Nahrung steigt der Blutzuckerspiegel schnell und stark an, was eine hohe Insulinausschüttung zur Folge hat. Bei Diabetikern, deren Bauchspeicheldrüse zu wenig oder oft kein Insulin produziert, bleibt zu viel Zucker im Blutkreislauf zurück, was u.U. zu Bewußtseinsstörungen und längerfristig zu schweren Organschädigungen führt.

Auch bei zu niedrigem Blutzuckerspiegel – bei Unterzuckerung – kann es infolge von vermehrter Insulinproduktion zu lebensbedrohlichen Zuständen kommen (Schock). Das Wissen und die Erfahrungen der letzten Jahre an den inneren Kliniken und die Forschungsergebnisse sind richtungsweisend für die Behandlung.

Fette

Fette, aus Glyzerin und Fettsäuren gebildet, stellen verschieden lange Ketten von Kohlenstoffatomen dar. Gesättigt sind Fettsäuren, wenn an jedes Kohlenstoffatom 2 Wasserstoffatome gebunden sind.
Bei den sogenannten *ungesättigten* Fettsäuren fehlen ein oder mehrere Paare Wasserstoffatome – sie sind dann einfach oder mehrfach ungesättigt.
Die pflanzlichen Fette können ein- oder mehrfach ungesättigt sein. Diese Fettsäuren sind sehr wichtig, denn der Körper kann sie selbst nicht aufbauen, sondern muß sie mit der Nahrung aufnehmen. Am besten werden pflanzliche Fette vertragen, die ungesättigte Fettsäuren enthalten.
Bleibt der Mensch längere Zeit ohne Nahrung, dann nutzt er die Fettreserven zur Energiegewinnung. Die Fettpolster liegen hauptsächlich unter der Haut und im Bauch. Sie schützen so vor Kälte, Verletzungen und Druck.
Der Körper braucht etwa 6 kg Bau- und Organfett, der Rest ist Speicherfett. Der normale Fettanteil des Körpers liegt bei Frauen zwischen 20 und 30% des Körpergewichts, bei Männern zwischen 10 und 20%.
Die Verdauung der meisten Fette beginnt erst, nachdem sie im Dünndarm durch Gallensäuren zu kleinen Tröpfchen gemischt worden sind.

Eiweiß

Eiweißstoffe, auch Proteine genannt, sind Grundbausteine der Zellen. Organe, Muskeln und Gefäße bestehen zum großen Teil aus Proteinen, die sich aus langen Ketten einzelner Bausteine, den Aminosäuren, zusammensetzen. Diese können von Pflanzen und Tieren gebildet werden.
Wir kennen im Bereich der Ernährung 22 verschiedene Aminosäuren, von denen der Körper 8 (bei Kindern 10) unbedingt mit der Nahrung aufnehmen muß. Man nennt sie die essentiellen Aminosäuren. Die übrigen werden in der Leber gebildet (Umbau der Proteine in der Leber).
Die geringste Eiweißmenge, die ein Mensch pro Tag benötigt, beträgt 0,5 g/kg Körpergewicht. Bei Kindern, Jugendlichen, Schwangeren und Stillenden liegen die Werte entsprechend höher. Der Bedarf an Eiweiß – an Proteinen – ist vom Alter des Menschen und seinen Belastungen abhängig. Der Eiweißbedarf ändert sich bei älter werdenden Menschen ständig. Er hängt von der fettfreien Körpermasse ab und weniger von körperlicher oder geistiger Tätigkeit.

Was soll man essen?

Meist fehlen einem die Kenntnisse dazu. Der Mensch braucht viele verschiedene Nährstoffe, damit sich geistige und körperliche Funktionen entwickeln können. Wichtig ist Getreide und daraus hergestellte Nahrungsmittel - vor allem das volle Korn. Es besitzt den höchsten Nährstoffgehalt, und als natürliche Reserve bleibt es viele Jahre verwendungsfähig. Schon vor etwa 2000 Jahren versuchte man, die Randschichten des Korns aus gemahlenem Getreide zu entfernen, aber der größte Anteil des Getreides wurde als Vollkornprodukt verarbeitet.
Bei den Germanen wurde besonders *Hafer* als Kraftnahrung verwendet. Erst im 17. und 18. Jahrhundert, als sich der Kartoffelanbau verbreitete, verlor er an Bedeutung.
Über die Hälfte der Erdbevölkerung verzehrt *Reis* als Grundnahrungsmittel. Reis ist gut verdaulich, leicht verträglich und schleimbildend, auch leicht stopfend. Aus diesem Grunde wird er auch gerne bei Erkrankungen des Magen-Darm-Traktes (Durchfällen) und in der Säuglingsernährung verwendet, ebenso zur Entwässerung und Entschlackung. Wegen seines neutralen Geschmacks läßt er sich pikant und auch süß zubereiten.
Das in Europa im 17. Jahrhundert neu eingeführte Volksnahrungsmittel war die *Kartoffel.* Wir verdanken ihren Anbau wesentlich Friedrich dem Großen. Da die Kartoffel doppelt so viele Stärke wie Getreide und fast genausoviel Protein pro Hektar Anbau liefert, wurde sie vor allem bei auftretenden Hungersnöten als Hauptnahrungsmittel angewandt. Die Kartoffel ist reich an Vitamin C, Kalium, Magnesium und enthält beachtlich viel Vitamin B_2, B_6, Phosphor und Eisen. Da sie relativ energiearm ist, dabei gut sättigt, kann man auch größere Mengen verzehren und somit den Nährstoffbedarf decken.

Gemüse und Obst

In der heutigen Zeit wird uns eine Vielfalt an Gemüsen angeboten. Damit wird die Eintönigkeit bei der Zusammenstellung der Mahlzeiten vermieden. Die natürlichen Farb- und Aromastoffe regen den Appetit und die Absonderung von Verdauungssäften an. Zum größten Teil sind die verschiedenen Gemüsesorten leicht zu verdauen und gut bekömmlich.
Gemüse besteht zu 80-90% aus Wasser. Neben den unverdaulichen Ballaststoffen enthält es etwa 2-5% Kohlenhydrate in Form von Zucker,

verhältnismäßig wenig Energiestoffe, dafür mehr Mineralstoffe – Kalium, Magnesium, Kalzium, Eisen, Mangan, Molybdän und Kobalt, Vitamine (A, K, C, B_1, B_6, Folsäure, Niacin und Pantothensäure), Ballast- und zahlreiche andere wichtige Stoffe.
Da Gemüse kaum energieliefernden Nährstoffe enthält, kann es in relativ großen Mengen verzehrt werden, was wegen der genannten Bestandteile zur Erhaltung der Gesundheit besonders wichtig ist.
Obst, Gemüse und Korn sind wahrscheinlich die ersten Lebensmittel, von denen sich der Mensch ernährt hat. Wir unterscheiden Stein-, Kern-, Beeren-, Schalenobst und Südfrüchte. Der Energiegehalt von Obst besteht hauptsächlich aus Frucht- und Traubenzucker. Die wichtigsten Ballaststoffe sind Pektine. Bedingt durch die Fruchtsäuren und Aromastoffe sowie wegen des hohen Wassergehalts wirkt Obst erfrischend und belebend. Auch regt es den Appetit, die Magen- und Darmtätigkeit an.
Obst sollte nach Möglichkeit roh, aber gewaschen, verzehrt werden. Man sollte darauf achten, daß es nicht gemeinsam mit Gemüse gelagert wird, da Gemüse schneller altern kann.
Zur richtigen Ernährung zählen auch die *Hülsenfrüchte.* In Asien ißt man vor allem Reis, Sojabohnen oder Linsen. Werden Hülsenfrüchte mit Getreide (Brot), Milch oder Ei kombiniert, können sie das Fleisch in der Ernährung weitgehend ersetzen. Für manche Menschen sind sie allerdings schwer verdaulich. Die Kohlenhydrate der Hülsenfrüchte gelangen sehr langsam ins Blut, was gut für den Diabetiker ist.
Die Sojabohne – bereits 3000 Jahre v. Chr. in China kultiviert – enthält bis zu 50 % hochwertiges Protein, aber auch reichlich Fett mit essentiellen Fettsäuren. Sojamehl dient u.a. auch als Grundlage für Fleischersatz.

Milch

Ein weiteres Nahrungsmittel ist Milch. Zum Durststillen eignet sie sich weniger, da das Kasein Magensäure bindet und zusätzlich Wasser benötigt. Die Nährstoffe setzen sich wie folgt zusammen:

> Vollmilch enthält durchschnittlich 3,3 % Protein, 3,5 % Fett, 5 % Kohlenhydrate und 0,7 % Mineralstoffe.

Milchzucker ist das Kohlenhydrat, das bei der Gärung den Milchsäurebakterien und Hefen als Nahrung dient. Daraus wird die Milchsäure gebildet, die die Lebensmittel haltbarer macht und den Menschen vor Schadorganismen schützt. Kalzium ist reichlich in der Milch enthalten und für die Bildung und

Festigkeit von Knochen und Zähnen erforderlich. Magnesium, Eisen, Kupfer sowie Mangan sind kaum in der Milch vorhanden, dagegen die Vitamine B_2, B_{12}, A und E reichlich.

Eier

Eier gehören zu unserer Nahrung. Das in ihnen enthaltene Eiprotein ist von höchster biologischer Wertigkeit. Da ein Eidotter fast die gesamte, täglich zulässige Cholesterinmenge enthält, ist es wichtig, mit Eiern sparsam umzugehen (1 – 2 Eier pro Woche). Sie sind größtenteils verantwortlich für die Höhe des Cholesterinspiegels im Blut.

Wie wertvoll ist Fleisch?

Das Protein im Muskelfleisch der Tiere ist für unsere Ernährung von Bedeutung, da es dem menschlichen Protein am ähnlichsten ist. Ferner enthält Fleisch Vitamine der B-Gruppe und vor allem in Fett gelöstes Vitamin A. Es liefert reichlich Eisen, das vom Körper zu 30 % aufgenommen wird.
Heute wird allerdings meist zu viel Fleisch verzehrt. Zu beachten ist, daß Fleisch nur tauglich ist, wenn es von gesunden, natürlich aufgewachsenen Tieren stammt. Im allgemeinen genügt 1/2 kg pro Woche.

Fisch

Fisch gehört zu den wichtigsten Proteinlieferanten. Der Fettgehalt der einzelnen Fischarten ist verschieden; man unterscheidet zwischen Fett- und Magerfischen. Wichtig ist der Gehalt der Fische an Mineralstoffen und Vitaminen.
Seefisch ist das einzige Nahrungsmittel, das in beachtlichen Mengen Jod enthält. Mit einer Seefischmahlzeit pro Woche beugt man dem Jodmangel und damit der Kropfbildung vor. Dabei ist die im Fisch enthaltene *Eikosapentaensäure* ein wertvoller Verhütungsfaktor für den Herzinfarkt.

Süßigkeiten

Der Genuß von Süßigkeiten ist nur in Maßen erlaubt, denn sie zerstören u.a. die Zahnsubstanz, auch dann noch, wenn der Körper ausreichend Vitamine und Mineralstoffe enthält. Man sollte anstelle von Zucker mehr Honig in die Nahrung einbeziehen.

Getränke

Der Mensch braucht, um das ausgeschiedene Wasser zu ersetzen, täglich 2–3 l Flüssigkeit. Davon sind etwa 50 % in unserer Nahrung enthalten, so daß etwa 1 – 1,5 l Wasser als Getränk benötigt werden. Wenn die Nahrung nicht genügend Flüssigkeit enthält, hat der Mensch so lange Durst, bis er die nötige Flüssigkeitsmenge aufgenommen hat, wobei man unterscheiden muß zwischen echten Getränken, die den Durst stillen, und flüssigen Nahrungsmitteln. Zu den echten Getränken zählen Wasser, Mineral-, Quell- und Heilwasser sowie Tees (Kräutertee). Sie können Sie auch Lindenblüten-, Kamillen- und Pfefferminztee unbedenklich in mäßigen Mengen – nach Möglichkeit ungesüßt – zu sich nehmen.
Genußmittel – wie Alkohol, starker Kaffee (Koffein), auch schwarzer Tee – sollten, wenn überhaupt, nur sparsam verwendet werden, weil sie die Leber schädigen, zumindest belasten.

Mineralstoffe und Vitamine

Der Mensch braucht außer jenen Stoffen noch Substanzen, die für den Aufbau des Körpers und Erfüllung seiner Funktion von außerordentlicher Bedeutung sind. Dazu gehören Mineralstoffe und Vitamine.
Mineralstoffe sind aktiv am Stoffwechsel und am Zellaufbau beteiligt. Nach ihrem Anteil an der Körpersubstanz werden sie in Mengenelemente und Spurenelemente eingeteilt. Zu den Mengenelementen zählt man Kalzium, Phosphor, Kalium, Natrium, Magnesium, Schwefel und Chlor. Die pro Tag notwendige Menge liegt zwischen 0,3 und 3 Gramm. Spurenelemente sind Eisen, Kobalt, Nickel, Fluor, Jod, aber auch Selen, Zink, Kupfer, Molybdän, Vanadium, Chrom, Silizium, Blei und Zinn. Wahrscheinlich werden noch andere Elemente als wirksame Spurenelemente erkannt werden. Sie sind bereits in sehr geringer Konzentration wirksam.

Vitamine müssen dem Körper ständig mit der Nahrung zugeführt werden, und zwar entweder selbst oder als Vorstufen (Provitamine). Aufgrund ihrer Löslichkeit werden sie in fettlösliche (A, D, E und K) und wasserlösliche (B-Gruppe, C) eingeteilt.
Die verschiedenen Lebensmittel versorgen den Körper ganz unterschiedlich mit Vitaminen. Es gibt einige, wie etwa Hefe, die besonders reich an wasserlöslichen Vitaminen sind, andere, wie etwa Leber, die sowohl wasser- wie fettlösliche Vitamine enthalten. Manche liefern vor allem das Vitamin C (Zitrusfrüchte). Bei einer ständig unzureichenden Zufuhr eines oder mehrerer Vitamine treten im Frühstadium eines Mangels sehr unspezifische Veränderungen auf, z.B. psychische Veränderungen, Niedergeschlagenheit, Depressionen, erhöhte Ermüdbarkeit, Konzentrationsschwäche, Infektanfälligkeit.

Wasser

Wasser hat zwar keinen Nährwert, aber es übernimmt als Baustoff, Wärmeregulator, Lösungs- und Transportmittel zahlreiche Aufgaben. Es ist als Baustoff an allen Körperstrukturen beteiligt.

Vollwerternährung

Vollwertkost ist jede, die Ernährung, den Aufbau, die Gesundheit: das Leben des Menschen in seiner ganzen Fülle in vollem Umfang und sinnvoll ermöglichende Kost. Dabei sind je nach Klima (Breitengrade), Beschaffungsmöglichkeit, auch nach Alter und Neigung Verschiedenheiten der Nahrungsmittel nach Art und Anteil verständlich und richtig. Unter Vollwertkost wird heute im allgemeinen eine spezielle Vollwerternährung verstanden. Diese Vollwerternährung ist eine überwiegend ovo-lacto-vegetabile Ernährung (Eier, Milch, Gemüse). Sie besteht hauptsächlich aus Vollgetreide, Obst, Gemüse, naturbelassenen Fetten und Milchprodukten, ergänzt durch Fisch und Fleisch in geringen Mengen.
Diese Vollwerternährung ist eine auf Dauer durchführbare Ernährungsweise. Sie ist nicht nur eine Ernährungsform, sondern eine Lebensweise, ein Lebensstil.

Nach Professor Leitzmann (Ernährungsphysiologe an der Universität Gießen) bedeutet sie die Versorgung des Organismus mit allen essentiellen, d.h. lebensnotwendigen Nahrungsbestandteilen. Die Erfüllung dieser Forderungen erreicht man am ehesten durch eine möglichst naturbelassene Nahrung.
Das Prinzip der heutigen Vollwerternährung lautet:

- Lebensmittel möglichst aus kontrolliertem biologischem Anbau,
- möglichst geringer Verarbeitungsgrad der Nahrungsmittel durch Prozeßtechniken und Zubereitungsverfahren,
- Meiden raffinierter und isolierter Produkte, z. B. Zucker.

Das Ziel der Vollwerternährung ist eine optimale Versorgung des Körpers mit allen bekannten und unbekannten essentiellen Nahrungsinhaltsstoffen sowie eine Gesunderhaltung durch optimale Ausbildung von Abwehrkräften gegenüber Krankheiten.
Der Ernährungsreformer Werner Kollath macht in seinen Ausführungen zur Vollwerternährung auf einen verbreiteten Irrtum aufmerksam: Oft heißt es „Essen Sie dies oder das, und Sie werden gesund durch die Kost". Ernährung ist jedoch nicht wie ein Medikament einzusetzen, sondern sie liefert bei „richtiger Dosierung" dem Organismus die Möglichkeit zur Selbstregeneration. „Laßt unsere Nahrung so natürlich wie möglich sein", diese Aussage übernahm Kollath von Hippokrates in seine Vollwertbetrachtung der Nahrung. Er stellte nach diesem Grundsatz eine „Ordnung der Nahrung" auf. Die Nahrung wird in 6 Wertstufen eingeteilt in:

- natürliche Lebensmittel;
- mechanisch veränderte Lebensmittel;
- fermentativ, enzymatisch veränderte Nahrung;
- erhitzte Nahrung (die erhitzte Nahrung erfährt tiefgreifende Veränderungen; allerdings gibt es auch erwünschte „Nebenwirkungen" der Erhitzung: Konsistenzveränderungen Garwerden, Abtöten von Mikroorganismen, Inaktivierung von unerwünschten Enzymen, z.B. bei Bohnen. Wichtig ist, daß nur das erhitzt wird, was erhitzt werden muß, dann aber schonend);
- konservierte Nahrung (konservierte Produkte haben eine geringere Qualität als vergleichbar frische. Um diesen Verlust zu vermeiden, sollte nur konserviert werden, was unbedingt nötig ist. Für den Ausgleich durch reichlich frische Kost muß gesorgt werden);
- Präparate (es handelt sich um chemisch rein hergestellte Produkte; Ausgangssubstanz können Naturprodukte sein, Präparate können jedoch auch gänzlich chemisch künstlich sein).

Zusammenfassende Empfehlungen für die Vollwerternährung:

- Getreide und Getreideprodukte aus dem vollen Korn wählen;
- Produkte aus Auszugsmehl meiden;
- isolierte Zucker und damit hergestellte Speisen meiden;
- pflanzliche Lebensmittel sollten bevorzugt werden – ein Teil davon unerhitzt bleiben;
- Fleisch, Fisch und Eier, wenn gewünscht, als Beilage verwenden;
- naturbelassene Öle und Fett in Maßen verwenden;
- alle Genußgifte (Suchtgifte) meiden.

Man sollte eine Mahlzeit mit Rohkost beginnen und danach die gekochte Nahrung zu sich nehmen. Die Speisen sollten niemals zu heiß, auch nicht zu kalt gegessen werden. Insgesamt gesehen sollte man einfach und mäßig, jedoch abwechslungsreich essen, aber nur dann, wenn man Hunger hat. Vor allem sollte man sich genügend Zeit zum Essen nehmen und dabei die Speisen gründlich kauen.
Die Vollwerternährung geht nicht von Nährstoffen, sondern von Lebensmitteln aus. Wir essen auch keine „Nährstoffe", sondern z. B. einen Apfel und trinken Milch. Hierbei unterscheidet man 6 Obergruppen:

1. Getreide und Getreideerzeugnisse
Das Getreideeiweiß wird durch Zusatz von Milch oder Milchprodukten noch wesentlich aufgewertet, z.B. Müsli. Ballaststoffe wirken u.a. senkend auf den Cholesterinspiegel (außer Weizenkleie), fördern die Verdauung, wirken positiv auf den Blutzuckerspiegel, absorbieren „Giftstoffe" und senken so die Aufnahmerate.
Frischkornmüsli stellt die optimale Form des Getreideverzehrs dar. Dies bedeutet, mehr Getreide, dafür aber weniger Fleisch zu verzehren.

Frischkornmüsli-Rezept (pro Person):

30–40 g Frischkornschrot
3–5 EL Wasser
1–2 EL Zitronensaft
15 g getrocknete ungeschwefelte Früchte
100 g Äpfel oder anderes Obst nach Jahreszeit
1 EL frisch gemahlene Mandeln oder andere Nüsse

Abends das Schrot mit Wasser einweichen (keine Milch). Die Trockenfrüchte getrennt davon ebenfalls einweichen.
Morgens unter Verwendung des Einweichwassers beides mischen. Zitronensaft, Obst, Nüsse und evtl. Sahne, Nußmus oder Honig hinzugeben.

2. Obst und Gemüse
Es wird empfohlen, reichlich Obst und Gemüse zu verzehren, möglichst einen großen Teil davon als unerhitzte Frischkost.
Gemüse ist neben Getreide der größte Ballaststofflieferant.
Eine Sonderstellung nimmt die *Kartoffel* ein. Sie ist ein hervorragender Eiweiß- und Vitamin-C-Spender, auch Eisen liefert sie verhältnismäßig viel. Kombiniert mit Milch (Kartoffelbrei) oder Ei (z.B. Bratkartoffeln mit Ei) ist ihr Eiweiß sehr hochwertig. Außerdem enthält sie viele Ballaststoffe.
Hülsenfrüchte liefern neben gutem Eiweiß ebenfalls Ballaststoffe, Vitamine des B-Komplexes, Folsäure und Eisen.

3. Fette und Öle
Möglichst naturbelassene Fette – kaltgeschlagene Öle, ungehärtete Fette, Pflanzenmargarine – verwenden.

4. Milch und Milchprodukte
sind gute und preiswerte Quellen für Eiweiß und Kalzium.

5. Fleisch, Fisch, Eier
Innerhalb der Vollwerternährung wird zwar die Verwendung von Fleisch, Fisch und Eiern nicht ausdrücklich empfohlen, ein mäßiger Verzehr aber auch nicht abgelehnt. Bei Fleischwaren ist an die versteckten Fette zu denken: 1 Fleischmahlzeit, höchstens 2, einmal Fisch, 1 – 2 Eier pro Woche.

6. Süßungsmittel
Isolierte Zucker und alle daraus hergestellten Produkte nur in geringen Mengen, Honig nur in verdünnter Form verwenden, Süßstoffe speziell für Diabetiker.

Zum Schluß sei gesagt:
„Nichts spricht gegen eine Vollwerternährung, aber eine Menge dafür!“

Gifte und Schadstoffe

Daß Lebensmittel einen Giftstoff enthalten können, ist bekannt – wichtig aber ist die Konzentration desselben. Viele Gifte werden durch eine entsprechende Verarbeitung und Zubereitung unwirksam gemacht oder auf ein unbedenkliches Maß reduziert.
Aber es gibt auch Giftstoffe – z.B. in Giftpilzen, der Tollkirsche oder der Vogelbeere –, die, auch nur in kleinen Menschen zu sich genommen, zu Vergiftungserscheinungen und sogar zum Tod führen können.
Das Gift Blausäure ist in gebundener Form in einigen Nahrungspflanzen enthalten und kann in höheren Mengen vor allem in Bittermandeln und Leinsamen freigesetzt werden, ebenso aus tropischen Nahrungspflanzen, z.B. Süßkartoffeln, Zuckerhirse, Bambus.
Wenn Sie nachfolgende Tips beachten, können Sie sich vor Schadstoffen schützen:

- Obst und Gemüse vor dem Verzehr stets unter fließendem heißem Wasser waschen und abbürsten;
- Obst und Gemüse nicht nach Größe und Schönheit kaufen;
- an verkehrsreichen Straßen offen ausgestelltes Obst und Gemüse nicht kaufen;
- zubereiteten Spinat nicht wieder aufwärmen;
- grüne Kartoffelteile und -keime vor dem Kochen entfernen;
- keine Konservendosen mit gewölbtem Deckel kaufen;
- Leber und Nieren nicht zu häufig verzehren;
- Wildpilze nicht öfter als einmal pro Woche (200 – 250 g) essen;
- Rosinen und Trockenobst vor dem Verzehr heiß abwaschen;
- Lebensmittel nicht in Zeitungs-, Alt- oder Umweltpapier verpacken;
- gepökelte Fleischwaren nicht grillen oder braten;
- gekochten Schinken nicht zusammen mit Käse erhitzen;
- Schalen von Zitrusfrüchten nur verwenden, wenn sie als „unbehandelt“ bezeichnet sind;
- angeschimmelte Lebensmittel wegwerfen;
- gefrorenes Geflügel stets im Kühlschrank auftauen lassen, sorgfältig säubern und durchgaren lassen;
- Grillgut bei Holzkohlengrill nur mäßig dem Rauch aussetzen;
- beim Grillen kein Fett auf die heiße Kohle tropfen lassen;
- säurehaltige Waren, z.B. Essig, nur in Glasflaschen kaufen.

Was esse ich heute?

Sie möchten also gesund, schlank und leistungsfähig sein. Sie wissen, daß man sich „mit Messer und Gabel krank essen“ kann, und Sie sollten die Nahrung deshalb auch als Arznei berücksichtigen!
Hier einige Anregungen:

Das Grundlagenfrühstück

Leicht verdaulich, dennoch kräftig, also nicht einfach Brötchen, Marmelade, Butter, Kaffee – sondern z.B. Haferflocken in beliebiger Form als Porridge, Müsli, Hafermilch, Haferquark und Haferflocken mit Obst nach Jahreszeit – als Beilage etwas Frisches, z.B. auch ein Glas Orangensaft (aber nicht eiskalt!) oder viel besser die Orange, die Pampelmuse als solche, nicht gepreßt.
Eine andere Form des Frühstücks:

> Vollkornbrot, etwa 20 g Butter, etwas Marmelade oder Honig, dazu 1 Ei und mindestens 2 EL Quark.

Vitamine sowie der Baustein Eiweiß und der Energielieferant Kohlenhydrate sowie Fett sind bei einem solchen Frühstück im richtigen Verhältnis ausgesucht.
Brötchen und Kuchen als Ausnahme behandeln!
Getränke: Kaffee oder Tee, je nach Verträglichkeit – manche bevorzugen auch Milch.

Mittagesssen

Einleitend einen Salatteller als Frischkost, in Variationen je nach Jahreszeit oder eine Gemüsesuppe ohne Mehl und andere Zutaten – mit Ausnahme natürlich von Gewürzen (wenig Salz!) und ein wenig Fett.

Hauptgericht:
Gemüse gedünstet, z.B. Möhren mit wenig Fett, 2 – 3 mittelgroße Kartoffeln (möglichst Pellkartoffeln) oder 2 EL Vollkornreis – mit einer Fleisch- oder Fischbeilage, möglichst fettarm!

Nachtisch:
Quarkspeise, variiert mit Obst und Joghurt und Dickmilch – meiden Sie Zucker- und Mehlspeisen!

Zwischenmahlzeit

Vormittags und nachmittags Obst nach Jahreszeit – oft als Apfel.

Abendbrot

Als kleine Mahlzeit am frühen Abend Quark und Obst oder Vollkornbrot mit Käsevariationen oder Salat mit Butterbrot oder ein Milchgericht.

Merken Sie sich:

1 g Eiweiß	pro kg Körpergewicht	ca. 60 – 80 g	am Tag
1 g Fett	pro kg Körpergewicht	ca. 60 – 80 g	am Tag
4 g Kohlenhydrate	pro kg Körpergewicht	ca. 250 – 350 g	am Tag

Bewußt essen

Der Mensch ist, was er ißt.
Wissen Sie, daß es gerade heutzutage notwendig ist, „bewußt" zu essen, d.h., Sie sollten sich überlegen, was und wieviel Sie essen.
Sie wissen: Obst und Gemüse als tägliche Vitamine – Mineralträger und Ballaststoffe – dürfen nicht fehlen. Der Energiebedarf muß gedeckt werden, also genügend Kohlenhydrate.
Der Eiweißbedarf muß gedeckt werden, zumal die Eiweißbausteine – wichtig für den Aufbau des Körpers – nur mit der Nahrung, also von außen zugeführt werden können.
Milch, Quark, Käse, Fisch, Fleisch sind wichtige Nahrungsmittel.
Sind Sie gegen Fleisch eingestellt, müssen Sie dieses durch Pflanzeneiweiß, z. B. Soja (Tofu), ersetzen.

Gewürze

Beim Anblick von wohlriechendem, hübsch angerichtetem Essen läuft einem das Wasser im Mund zusammen. Das aber hängt sehr von den Gewürzen ab, die nicht nur Geschmacksverbesserer sind, sondern den Speisen den richtigen Pfiff geben; während man bei Salz ja aufpassen muß, da Salz einerseits ein essentieller Lebensmittelstoff ist, zu viel Kochsalz aber das Wasser im Körper bindet. Der Mensch braucht etwa 1 g/Tag.

Man kann die meisten Gewürze ohne Reue nehmen. Sie werden vornehmlich in der Küche gebraucht, doch sollte der gesundheitliche Nutzen erkannt werden.

Dazu einige Beispiele:

Basilikum – in Südasien beheimatet – ersetzt den Pfeffer, den Galle- und Leberkranke nicht so gut vertragen. Es regt die Verdauungssäfte an und wirkt appetitanregend.

Die reichlich im *Beifuß* enthaltenen Bitterstoffe regen den Appetit an und sind deshalb für ein Menü oft unentbehrlich. Sie wirken auf die Galle und helfen bei der Verdauung. Es treten keine Reizzustände auf oder irgendwelche andere Störungen. Dem Enten- oder Gänsebraten wird Beifuß als Sträußchen zugefügt.

Zur Zeit der Bohnenernte entfaltet das *Bohnenkraut* seine Würzkraft. Bohnenkraut wird zusammen mit Bohnen gekocht und gibt auch Würze zum Bauernfrühstück, zur Kartoffel- oder Gemüsesuppe. Es schmeckt pfeffrig-scharf und fördert die Magensaftsekretion und wirkt besonders bei Appetitlosigkeit und Blähungen.

Curry, aus Indien stammend, ist eine Gewürzmischung, die sehr aromatisch ist und gern zum Reis gegeben wird.

Dill gehört in die Diät- und Fischküche. Er wächst im Garten, in Balkonkästen und wird zum Einmachen von Gurken verwandt.

Knoblauch, ein Gewächs aus der Steppe Innerasiens, kann man aus gesundheitlicher Sicht nur empfehlen. Er senkt den Blutdruck, erhöht die Sauerstoffaufnahme, stärkt das Herz und kräftigt die Darmmuskulatur.

Die Urform des *Kümmels* wird der Kreuzkümmel sein. Es ist ein Doldengewächs, das bis zu 1 m hoch wird. Kümmel wird überall angebaut und wächst auch wild. Seine verdauungsfördernde, entkrampfende Austreibungswirkung beruht auf dem Gehalt an ätherischen Ölen. Er macht besonders Weißkohlgerichte verträglich und ist durch seinen besonderen Geschmack interessant.

Der *Lorbeer* stammt aus Kleinasien und gehört zu den Standardgewürzen mancher Gerichte, wie Sauerkraut, Rotkohl, Marinaden oder Essiggurken. Er regt Appetit und die Verdauung an.
Als Heilpflanze spielt die *Melisse* eine Rolle, auch als Küchenkraut hat sie sich hervorragend bewährt. Melisse macht Suppen, Soßen, Salate und Gemüse bekömmlich.
Es ist wissenschaftlich belegt, daß *Paprika*, als Gewürz oder Gemüse regelmäßig gegessen, die Arteriosklerose beim alten Menschen verringert, ebenso die Bildung von Blutgerinnseln. Paprika hat sich bewährt bei Durchfallerkrankungen, regt auch die Nebennierentätigkeit an und wirkt schweißtreibend.
Petersilie – jedem bekannt – fördert den Appetit. Das Aroma der Petersilie stammt vom ätherischen Öl ab, das in der Hauptsache harntreibend wirkt. Petersilie ist der Gesundheit sehr förderlich – auch wegen ihres Vitamingehalts.
Pfeffer stammt aus Indien und den angrenzenden tropischen Gebieten. Im Rohzustand sind die Früchte rot. Je nach Reife und Aufbereitung erhält man dann schwarzen oder weißen Pfeffer. Die Pfefferstärke beruht auf dem Gehalt an Piperin und ätherischem Öl, deshalb muß Pfeffer maßvoll verwendet werden.
Piment, die Früchte des kleinen Pfefferbaumes, wird zum Einmachen als Gewürz benutzt. Auch der Gemüseeintopf oder Spinat kann damit gewürzt werden.
Salbei gehört zu den Lippenblütlern, seine Heimat ist der Mittelmeerraum. Die Wirkstoffe sind reichlich ätherisches Öl und Gerbbitterstoffe. Deshalb wirkt er wohltuend bei Magenbeschwerden, Halsentzündungen und übermäßigem Schwitzen.
Jeder kennt und benutzt den fertigen *Senf*. Er wird aus weißen oder schwarzen Senfkörnern hergestellt. Man benutzt ihn zu Eintöpfen, Fleischfüllungen, Marinaden oder Suppen.
Thymian, ein Gewürz, das aus den Mittelmeerländern stammt, ist seit dem 11. Jahrhundert bekannt. Sein ätherisches Öl verhindert Blähungen, stoppt Gärungsvorgänge und ist im allgemeinen sehr bekömmlich – daher bei fetten Gerichten, wie Bratkartoffeln u.a., angebracht.
Wir kennen *Zimt* als Stangenzimt. Er stammt von den Inseln des Indischen Ozeans. Eine führende Rolle nimmt Sri Lanka (Ceylon) ein. In der Weihnachtsbäckerei, zum Glühwein wie zur Punschzubereitung wird gern Zimt verwendet, und als Standardgewürz gehört er zum Milchreis mit Zucker. Zimt verträgt sich mit allen anderen Gewürzen gut.

Grüne Gewürze

Schnittlauch – jedem bekannt – wird frisch geschnitten und gehackt den Speisen zugegeben. Wer keinen Garten hat, zieht die Pflanze auf dem Balkon oder auf dem Fensterbrett in Blumentöpfen. Es ist immer zweckmäßig, einen Vorrat davon zu haben.
Zu den grünen Gewürzen gehören auch die *Garten- und Brunnenkresse.* Gartenkresse kann man leicht in Schalen oder Töpfen und im Garten wachsen lassen. Brunnenkresse, die auf sehr feuchten Wiesen und an Bachläufen mit sauberem Wasser wächst, kann man auch anbauen. Die Kressen eignen sich als Beigabe zu Salaten und werden auch mit Tomaten gern auf Brot verzehrt. Brunnenkresse schmeckt rettichartig, etwas bitter und scharf, ist aber sehr appetitanregend.
Sauerampfer wächst auf feuchten Wiesen, Grasplätzen, Weiden, in lichten Wäldern, an Böschungen und Bachufern. Er bevorzugt nähr- und stickstoffreiche, lehmige Böden. Die aufrecht stehenden Stengel, die bis zu 1 m hoch wachsen, tragen lange Blütentrauben. Die Blätter und die jungen Sproßspitzen können von März bis in den Herbst hinein gepflückt werden. Beide schmecken allerdings im Frühjahr am besten. Die Pflanze hat einen angenehm säuerlichen Geschmack. Sie bereichert als Salat – auch als Zugabe zu anderen Salaten –, als Gemüse, als Beigabe zu Spinat oder als Püree zu Fisch den Speisezettel und eignet sich vorzüglich als pikante Füllung von Eierkuchen. Sauerampfer darf in der berühmten Frankfurter Grünen Soße keinesfalls fehlen!
Eine andere bei uns beliebte Pflanze ist der *Löwenzahn* (auch Kuh- oder Pusteblume genannt). Er wächst auf fast allen Wiesen und an Wegrändern, an Straßenrändern und selbst auf Verkehrsinseln, in Gärten und Anlagen, ebenso in Weinbergen und auf Äckern – sogar den englischen Rasen verschont er nicht, wo er dann nicht als Zierde, sondern als Ärgernis empfunden wird. Er gilt als Stickstoffanzeiger. Wiesen, übersät mit Löwenzahn, dürfen als überdüngt betrachtet werden.
Löwenzahn wächst und blüht während der ganzen Vegetationsperiode. Im Frühjahr allerdings ist alles noch mal so zart, besonders im April und Mai werden die ersten jungen Blätter, die Blütenknospen im April, die Blüten selbst bis Mitte/Ende Mai geerntet. Seine Blätter haben einen kräftigen Blattgeschmack, anfangs mild, später leicht bitter bis herb, die Blütenknospen dagegen schmecken nußartig.
Die ganz jungen Blätter der Blattrosette geben einen herzhaften Salat ab. Die

gleichen Blätter, aber auch die Ansätze zu den Blüten über der Wurzel, bilden ein schmackhaftes Gemüse. Die jungen, festen Blütenknospen sind, in Essig eingelegt, ein Kapernersatz.
Aus den Blüten läßt sich Süßes bereiten – Honig, Sirup und Gelees.
Haben Sie gewußt, daß die vor oder nach der Blüte gestochene Wurzel geröstet einen anregenden Trank ergibt, der sogar mit dem Kaffee vergleichbar ist?
Diese sogenannten „Unkräuter" sind wertvolle Wildkräuter, man kann sogar von *Wildgemüse* sprechen. Sie tun mit ihren Wirkstoffen und Aromen dem menschlichen Organismus ausgesprochen gut und schmecken urwüchsig. Es gibt also mehrere Gründe, diese Geschenke der Natur in unserer Küche aufzunehmen.
Viele der angegebenen Gewürzkräuter kann man selbst sammeln. Voraussetzung ist aber, daß man sie wirklich kennt. Werden sie getrocknet, müssen sie in dafür geeigneten Gläsern aufbewahrt und gekennzeichnet werden.
Gewürze erhalten gesund!*

Heilkräuter

Fast alle Heilpflanzen und Gewürze enthalten als wesentliche Bestandteile ätherische Öle und Bitterstoffe, die funktionell in das Stoffwechselgeschehen eingreifen, lösen helfen und entkrampfen.*
Wer würde beispielsweise auf den Pfefferminz- und Kamillentee verzichten wollen, wenn er sich seinen „Magen" verdorben hat, ihm eine Speise nicht bekommen ist?
Wer kennt nicht die guten Wirkungen von Knoblauch, der den Blutdruck senkt und verbessert, die Sauerstoffzufuhr des Herzmuskels erhöht und die Darmmuskulatur kräftigt. Knoblauch gehört zu den Pflanzen, die Magen und Darm beeinflussen und bei altersbedingte Arteriosklerose mindern.
Wer wüßte nicht, daß *Arnika,* mit Wasser verdünnt, sich zu Umschlägen, zu Bädern, also zur Behandlung nach Unfällen, bei Prellungen und Blutergüssen eignet?
Das *Johanniskraut* – eine sehr alte Heilpflanze – hat Einfluß auf die Psyche, auf das vegetative Nervensystem. Man erzielt eine beruhigende Wirkung und auch eine positive Beeinflussung depressiver Zustände.

---

* Mehr darüber erfahren Sie in dem ebenfalls im Dr. Werner Jopp Verlag, Wiesbaden, erschienenen Buch „Arzneigewürze" von Uli Mautner und Bernd Küllenberg, ISBN 3-926955-14-7.

Der *Wacholder* ist zu Zeiten der Kneippkur bekanntgeworden und wirkt bei Rheuma sowie Gicht. 3mal 1 Beere pro Tag genossen wirkt harntreibend und damit entlastend.
Vom *Kümmel* weiß man, daß er ein pflanzliches Mittel gegen Blähungen ist, wobei das ätherische Öl wirkt. Hülsenfrüchte, Kohl und Kraut werden mit Kümmel verträglicher.
Wermut regt die Verdauungssäfte an. Wer z. B. Gallensteine hat, kann schon mit einer Tasse Wermuttee, heiß und schluckweise getrunken, die Kolik verhindern.
Der *Ackerschachtelhalm* soll eine wohltuende Wirkung bei Rheuma und Gicht entfalten.
Vom *Weißdorn* verwendet man die Blüten und jungen Blätter. Weißdorn gehört zu den bekanntesten Heilpflanzen der Welt und hat sich bei Herz- und Kreislaufgeschehen hervorragend bewährt. Zur Unterstützung des vielleicht durch das Alter geschwächten Herzens kann er jederzeit angewandt werden. Er wirkt beruhigend, krampflösend – wichtig bei Herzrhythmusstörungen – und beugt Hirndurchblutungsstörungen vor. Wer regelmäßig einen Weißdorntee trinkt, tut viel für seine Gesunderhaltung.

> Man übergießt 2 gehäufte Teelöffel der getrockneten und geschnittenen Heilpflanze mit 1/4 l siedendem Wasser und läßt dies etwa 10 Minuten ziehen. Empfohlen wird langsames Trinken.

Frühjahrskost

Im Frühjahr kommen wieder die *Möhren.* Man kann sie auf vielerlei Art zubereiten. Sind sie frisch, so schmecken sie vorzüglich geraspelt, mit etwas Zitrone und Öl angemacht und mit Petersilie garniert. Mit wenig Fett im Topf gedünstet, ebenfalls mit Petersilie angerichtet, sind Möhren nicht nur für das Auge, sondern auch für den Magen erfreulich.
Sie sollten wissen, daß die Möhre das Provitamin A – eine Vorstufe von Vitamin A (gut für alle Schleimhäute, verhütet Nachtblindheit) – enthält. Dieses Provitamin A, das Karotin, ist fettlöslich und wird nur in Verbindung mit Fett richtig vom Körper aufgenommen.
Für das Schulkind genügt z.B. das Butterbrot mit einer Möhre als Beilage, es sättigt und schmeckt zudem gut.
Die Möhre, rund geschnitten oder in Stäbchenform als Rohkostsalat oder aber die kleine Möhre als Ganzes gedünstet, stellt eine angenehme Gemüsemahlzeit dar. Sie besitzt auch viele Spurenelemente, die das Blut und damit der Körper so notwendig braucht.
Ein gutes Mittel im Frühjahr, um die Leistungskraft anzuheben, ist ein Möhrentag in der Woche – genauso, wie man einen Obsttag einlegt. Geben Sie zu Mittag 2–3 Pellkartoffeln zu gedünsteten Möhren.
Sie haben eine herzhafte und zugleich kalorienarme Mahlzeit, die auch satt macht.
Also, auf zur Frühjahrsmöhre und damit zu Obst und Frühjahrsgemüse!
Alles in allem – die Frühjahrskost sollte soviel lebendige Nahrung als Frischkost enthalten. Sie kann variiert werden, schmeckt gut und ist vitaminreich.
Wichtig sind Salatbeilagen – Löwenzahn, Paprika, Feldsalat, alle grünen Blattsalate, Tomaten, Gurken, Zwiebeln sowie Frischkost in jeder Form, womit Ihr Vitaminbedarf gedeckt ist.

Ideen zum gesunden Osteressen

Tip 1

Ostern ist ein Fest der Freude, an dem man gern etwas Schönes ißt. Dies leicht bekömmlich und apart angerichtet, ist für Auge und Magen gut. Der Phantasie sind keine Grenzen gesetzt. Die schönsten Salate der „feinen Küche“, farblich abgestimmt, lassen einem das Wasser im Mund zusammenlaufen.
Ein gemischter Salat mit grünen Blättern, Löwenzahn, Tomaten, Radieschen, Gurken, Zwiebeln, mit naturbelassenem Öl, Zitronensaft oder einem Schuß Apfelessig angemacht, schmeckt köstlich und leitet eine Ostermahlzeit ein.
Die Kunst ist es, richtig zu genießen.
Zum Hauptgericht vielleicht ein Kalbsschnitzel mit Pellkartoffeln sowie einer Gemüsebeilage gestalten das Menü sättigend, und eine Nachspeise in Form von Obstsalat mit etwas Sahne oder Quark rundet das Festtagsessen ab.
Damit haben Sie eine frische Mahlzeit, die Ihnen schmeckt und bekommt.

Tip 2

Sind Sie ein Reisfreund?
Dann empfehle ich Ihnen zu Ostern ein Reisgericht, aber nicht aus dem herkömmlichen Reis, sondern aus Vollkornreis. Es gibt Rund- und Langkornreis. Dieser Vollkornreis hat im Gegensatz zum normalen Reis noch die Keimschicht, die Vitamin-B-reich ist.
Mit Kräutern, Kresse, Petersilie garniert, schmeckt er herzhaft und gut. Auch ein Hühnerfrikassee, Tofu oder Kalbsragout ist eine geeignete Beilage.
Haben Sie Huhn gewählt, so können Sie auch noch eine Hühnerbrühe genießen. Diese – nicht zu fett –, mit Petersilie und Schnittlauch abgeschmeckt, ist eine gute Vorspeise.
Als Nachtisch empfehle ich diesmal aus dem Glas Aprikosenhälften mit etwas Sahne oder rote Grütze.

Tip 3

Ein Osterfrühstück sollte sich etwas abheben von anderen Tagen.

Aprikosensaft, verschiedene Vollkornbrote, Quark, Honig, Früchtebrot – das Osterei nicht zu vergessen – sind ein schönes Frühstück.

Köstlich ist immer ein Müsli zum Frühstück mit Corn-flakes, Milch und Honig oder schlicht Haferflocken mit 1 Teelöffel Nußmus, Apfelsinenscheiben und geriebenem Apfel – angereichert durch Milch und Weizenkeime.

Gerade Ostern sollten Sie einmal auf fette Wurstsorten verzichten! Es gibt so viele Variationen, das Frühstück interessant zu gestalten.
Also, „guten Appetit“ zu einem guten Osterfrühstück.

Tip 4

Ein schönes Osteressen sind Paprikaschoten mit Kräuterreis.

Zwiebeln, Pilze, gehackte Petersilie, Hefewürze, etwas Salz, Öl, 1 Tomate werden mit dem Reis, der 20 Minuten gekocht wurde, vermischt.

Als Nachtisch könnten Sie eine Quark-Orangen-Speise geben, die Sie mit Fruchtzucker zubereiten sollten. In Gläsern mit 1 Orangenscheibe garniert, ist sie appetitanregend – und das Auge ißt mit.

Tip 5

Lieben Sie Fisch?
Ihrer Phantasie sind keine Grenzen gesetzt. Ob Sie Kabeljau oder Großmutters berühmten Schellfisch bevorzugen – den gedünstet. Immer haben Sie eine wertvolle Mahlzeit, die Sie durch geeignete Beilagen schmackhaft gestalten können.
Salate jeder Art passen, vor allem Feldsalat, Endivien- und grüner Salat.
Als Vorspeise eignet sich eine Fischsuppe, die Sie aus dem Fischsud gewonnen haben.
Als Nachspeise empfehle ich etwas Süßes – vielleicht einen Schokoladenpudding.
Es muß nicht „alles gesund sein“, man sollte auch einmal essen, was einem gerade schmeckt und Freude bereitet – auch das ist gesund.

Tip 6

Heringe zu Karfreitag – ein Gericht in der Osterzeit, das den meisten Menschen schmeckt. Matjesheringe mit Äpfeln und Zwiebeln, unter Zusatz von saurer Sahne angerichtet, schmecken köstlich. Dazu die berühmten Pellkartoffeln, immer gesund, immer appetitlich.
Obst dazu als Nachspeise – Ananas, Apfelsinen mit einer Vanillesoße.

Tip 7

Wie wäre es an Ostern mit einer Pastete?
Die Pasteten können Sie vom Bäcker beziehen, die Füllung machen Sie individuell nach Ihrem Geschmack. Es muß ja nicht die übliche Ragout-fin-Füllung sein, sondern Sie können Ihrer Phantasie freien Lauf lassen.
An Gemüsevariationen kommen auch Artischockenböden in Frage. Diese können Sie mit pürierten Bohnen, Spinat oder gedünsteten Tomaten füllen, auch mit Käse überbacken.
Reis oder Kartoffeln gehören zur Sättigung immer dazu.
Als Nachspeise servieren Sie vielleicht einen Grießflammeri.

Tip 8

Was wäre Ostern ohne Ostereier – bunte Ostereier gekocht zum Frühstück, gebacken, souffliert zum Mittagessen, kalte Platten zum Abendbrot mit gekochten Eiern zum Salat – das alles macht Ostern von der Ernährung her aus und gibt ein Ostergefühl. Allerdings sollte man trotzdem die Eier rationieren. Im allgemeinen sind 1 – 2 Eier in der Woche erlaubt, da man auf den Cholesteringehalt im Blut achten muß, der bei Erhöhung über 200 mg% herzinfarktgefährdend ist.
Dazu können Sie noch ein Sauerampfersoufflé – Sauerampfer geputzt, gehackt, mit steif geschlagenem Eiweiß – reichen.
Dies ist ein köstliches Gericht und einmal etwas Neues.

Tip 9

Leicht bekömmlich, gut schmecken und schön aussehend sollen die Ostergerichte sein.
Brunnenkresse, Brennessel, Sauerampfer aus der Natur, Petersilie, Schnittlauch sind natürliche Gewürzkräuter, auf die man nicht verzichten möchte – mit Tomatenscheiben rot verziert, als Salatplatte zu Pellkartoffeln oder Reis serviert, Ostereier am Rande dazu, machen ein köstliches, einfaches und billiges Gericht aus, das jedem schmeckt.
Dabei können Sie die gekochten Eier in einer Senfsoße anrichten.

Tip 10

Wie wäre es Ostern mit Lamm?
Es ist nicht jedermanns Geschmack, aber ein gegrilltes Lammsteak mit Salaten, gesund gewürzt, ist etwas Köstliches.
Auf jeden Fall haben wir hier ein gesundes Fleisch, das keine Toxine enthält, wenig Fett hat, zart und besonders bekömmlich ist.
Ein Festtagsmenü ist auch Lammbrust mit Zwiebeln, Butter, Ei, gemischten Kräutern – möglichst auch Hopfensprossen –, appetitlich zubereitet. Dazu Reis oder Kartoffeln mit Petersilie, evtl. auch Spargel zubereitet. Mit Salz sollten Sie sparsam umgehen.
So sieht jedes Ostergericht anders aus, und ich wünsche Ihnen guten Appetit.

Ein Loblied der Haferflocke

Die Haferflocke – mit und ohne Milch, roh oder gekocht, mit Obst, mit Quark, mit Fruchtsäften, mit Gemüsebrühe, salzig oder süß, als Suppe oder als Brei – ist eine gesunde Grundnahrung!
Sie wissen das, aber sie mögen dies nicht, es erinnert Sie an die Kinderzeit, an das Essenmüssen! Sie genießen lieber Ihren Kaffee, Ihr Brötchen.
Viele essen wenig, andere essen zu viel – und doch rate ich Ihnen zur Haferflocke, die als erstes Frühstück ausgezeichnet ist und damit eine Grundlage für den Tag darstellt.
Kinder mit Haferflockenfrühstück können sich – wie ein Großversuch bewiesen hat – in der Schule besser konzentrieren.
Finden Sie selbst Ihr Rezept heraus – es gibt viele Möglichkeiten:

2 gehäufte EL Haferflocken
1 geriebener Apfel
Saft von 1 Orange und 1/2 Zitrone, gesüßt mit Fruchtzucker oder Honig
1 EL Weizenkeime

oder:
2 gehäufte EL geröstete Haferflocken, mit wenig Bouillon aufgefüllt und kurz kochen.
2 gehäufte EL Haferflocken mit wenig Wasser, etwas Salz, kurz kochen, später heiße Milch dazugeben.

oder:
2 gehäufte EL Haferflocken
2 EL Quark
Obst nach Jahreszeiten und Geschmack
1 geriebener Apfel (mit Schale).

Auch Haferflocken mit Joghurt oder Bioghurt, mit etwas süßer oder saurer Sahne, sind ein Energiefrühstück. Ebenso Weizenflocken mit Nüssen, Rosinen, Milch oder heißem Wasser angerührt.
Haferflocken in allen Variationen kombiniert und zusammengestellt sind eine Kraftquelle für den Tag.
Probieren Sie einmal, es schmeckt gut!

Hilfe, ich habe zuviel zugenommen

Übergewicht kommt heute so häufig vor, daß es als Vorstufe vieler Krankheiten anzusehen ist und man entsprechend vorgehen muß.
Die ärztliche Untersuchung ist wichtig. Steckt eine Krankheit dahinter, zum Beispiel eine Herzinsuffizienz mit Wasseransammlung im Körper oder vielleicht auch eine Drüsenstörung, eine Unterfunktion der Schilddrüse? Oder ist es einfach nur die „Freßsucht", die hier im Spiel ist?
„Ich habe so schön abgenommen", sagte Gerda, „weiß aber nicht, wie ich mein Gewicht halten soll. Ich habe ja keinen Ersatz, keine Befriedigung, und das Rauchen, das sonst mein Hungergefühl unterdrückte und das Gewicht niedrig hielt, habe ich aus gesundheitlichen Gründen abgestellt".
In diesem Fall muß man versuchen, Essen durch scheinbares Essen zu ersetzen.
Kauen Sie etwas – zum Beispiel Lakritze oder zuckerfreie Kaugummis –, dadurch produziert man in seinem Magen ein Sättigungsgefühl, oder aber trinken Sie vor den Mahlzeiten ein Glas Mineralwasser, das den Magen schon auffüllt.
Auch dadurch verkleinern Sie Ihren Appetit und damit Ihre Mahlzeit.

Ich esse mich schlank!

Sie haben Übergewicht und möchten abnehmen?
Wissen sollten Sie, daß Fett, Zucker, Süßigkeiten, Brot und Kartoffeln viele Kalorien haben, besonders das Süße.
Was ist eine Kalorie? Dieser Begriff – aus der Physik – gibt die Wärmemenge an, die nötig ist, um 1 Liter Wasser um 1 Grad zu erwärmen. Bei der Verarbeitung, der Verbrennung der Nahrung im Körper entsteht Wärme. Diese wird in Kalorien gemessen. Der Kalorienverbrauch (heute meist in kJ angegeben, 2400 kcal = 10 000 kJ) ist bei einem körperlich arbeitenden Menschen größer als bei einem sitzenden.
Meistens ißt der Mensch entsprechend seiner Lebensform zu viel. Das Zuviel wird als Fett gespeichert, er wird dick! Und er sagt: „Ich esse fast nichts!" Dabei vergißt er das „Zwischendurch" der Kleinigkeiten.
Hierzu einige Vorschläge:

1. Mit der Waage das Gewicht jeden Tag kontrollieren! Als Einleitung gilt: F.d.H.!
2. Meiden Sie Zucker, Süßigkeiten, Torten, Kuchen, fettes Fleisch, zuviel Salz.
3. Bevorzugen Sie Frischkost, Obst, Salate, Gemüse, Quark, Sauermilch, Bioghurt. An Fett und Öl sparen, höchstens 60 – 80 g einschließlich der versteckten Fette.
4. Regelmäßig kleine Mahlzeiten in Ruhe zu sich nehmen!
5. Tägliche Bewegung: schnell gehen, Gymnastik, Sport, Bürstenmassage, unterstützt durch Wechselduschen.
6. Täglich richtig entspannen!
   Mit autogenem Training sich auf die „Eßreform" konzentrieren!.

Im übrigen: Quark in allen Formen ist als leicht verdaulicher Eiweißträger besonders für die „Schlankheitsdiät" geeignet.
Sauermilch oder Dickmilch fördern die Verdauung, wie auch rote Bete, Obst, Sauerkraut, Salate!
Das Frühstück mit einem Hafermüsli, unter Zusatz von Obst nach Jahreszeit, ist eine gesunde Grundlage für den Morgen.
Diese und andere Rezepte lassen sich individuell zusammenstellen.

Und nun guten Erfolg!

Weintraubenkur

Essen Sie gerne Weintrauben? Denken Sie sogar an eine Weintraubenkur? Dann sollten Sie aber folgendes wissen: Alle Weintrauben werden aus Haltbarkeitsgründen gespritzt und müssen besonders gut gewaschen werden. Abgesehen davon enthalten Weintrauben viel Fruchtzucker - sind also kalorienreich. Wenn man sie zusätzlich zum regelmäßigen Essen nimmt, sind sie eine Nahrungsbereicherung, auch entschlackend durch die gute Wirkung auf die Verdauung.

Möchten Sie damit abnehmen, dann können Sie Ihre Kur in der Form durchführen, daß Sie nach Rücksprache mit Ihrem Hausarzt Ihre Mahlzeiten nur durch Weintrauben ersetzen. Weintrauben haben einen entwässernden Effekt und sind von daher in einem Abnehmungs-Speiseplan gut einzubauen. In den Weintrauben ist – wie in jedem Obst – Vitamin C enthalten, das Ihrem Körper gut tut.

Weintrauben unterscheiden sich durch ihre Schale. Manche brauchen viel, andere weniger Sonne, um reif zu werden. Empfehlenswert sind die kleinen, kernlosen Trauben, die ohne Komplikationen vertragen werden.

Auf der Erde werden mehr Weintrauben produziert (etwa 70 Millionen Tonnen pro Jahr), als die Mengen an Kern-, Stein- und anderen Beerenobstarten ausmachen.

Darauf müssen Sie achten: auf rundliche oder ovale, schön gefärbte duftende Beeren, die fest an ihrem grünen Stiel sitzen.

Die Lagerung sollte im Kühlschrank erfolgen. Auch müssen sie innerhalb einer Woche verbraucht werden.

Eine Traubenkur ist immer individuell, und jeder kann sie nach seiner Idee und Vorstellung, möglichst unter Beobachtung des Hausarztes, durchführen.

Winter- und Frühjahrstips

So kommen Sie gesund durch den Winter

Immer wieder geht die Grippe um, besonders im Herbst und im Winter, und davor möchten Sie sich schützen. Was tun, um gesund zu bleiben?
Hier ein Rezept: Sorgen Sie dafür, daß Sie weniger anfällig sind. Wie macht man das? Eine der Hilfen finden Sie in den Wasseranwendungen.
Duschen – als Wechseldusche heiß, kalt – fördert die Durchblutung, ebenso das heiß ansteigende Fußbad, dessen Wirkung Sie mit einer Handvoll Salz verstärken können. Im Verlauf von 10 Minuten heißes Wasser nachschütten, so lange, wie Sie es vertragen können – vielleicht mit einem Fichtennadel- oder einem durchblutungsfördernden Zusatz.
Oder Sie machen das Ganzbad in der Badewanne. Auch im warmen Wasser liegend, lassen Sie heißes Wasser zulaufen, so lange, wie Sie es aushalten – vorausgesetzt, daß Ihr Herz in Ordnung ist. Bleiben Sie einige Minuten darin liegen, trocknen Sie sich nicht ab, sondern wickeln Sie sich in ein großes Badetuch, und legen Sie sich hin!
Sie fangen an zu schwitzen, unweigerlich, dabei steigt die Temperatur, und bei diesem Fieber werden Abwehrkräfte gebildet, die eine Grippe im Keim ersticken.
Diese Wasseranwendung ist eine Vorsorge, wenn ringsherum schon alle Grippe haben.
Im übrigen gibt es auch andere Maßnahmen – so das Kneippen zu Hause. Sie füllen Ihre Badewanne knöchelhoch mit Wasser und laufen täglich 10 Minuten hin und her, gegebenenfalls auf Kies, kleinen Steinen, die Sie in eine spezielle Wanne gebracht haben. Tautreten oder Schneelaufen am Morgen auf einer Wiese dient der Abhärtung. Wichtig ist, daß Sie bei dieser Anwendung warm sind und warm bleiben! Diese Maßnahmen sind alle durchblutungsfördernd. Und wenn man weiß, daß die Durchblutungsstörung und damit der Sauerstoffmangel der Beginn einer Erkrankung darstellt, sind solche natürlichen Hilfen überzeugend.

Wenn Sie sich nun noch ausreichend bewegen, in frischer Luft laufen, Gymnastik betreiben, dann haben Sie auch hiermit das Prinzip der Durchblutungsförderung angesprochen und eine Möglichkeit, die Grippe zu verhüten.
Was essen und trinken Sie? Auch das ist wichtig. Obst, Gemüse, Frischkost enthalten das so wichtige Vitamin C, ganz wesentlich für die Steigerung der Abwehrkraft.
In der Grippezeit sollte man möglichst eine leicht verdauliche Kost zu sich nehmen, die nicht belastet. Neben dem täglichen Bedarf an Kohlenhydraten und Eiweiß sollten Sie viel Gemüse und Obst zu sich nehmen, Nahrungsstoffe, die die wichtigen Mineralien für den Stoffwechsel liefern.
Eins scheint mir ganz wesentlich zu sein: genügend zu schlafen. Wer bis tief in die Nacht hinein arbeitet, übermüdet und am Morgen nicht frisch ist, bekommt leichter „seine Grippe“ - auch der, der durch seinen „seelischen Rucksack“ belastet ist.
Streß mit Sorgen, Kummer, Problemen und Konflikten schwächt den Menschen. Die körperlich-seelische Stabilität sinkt, und Infektionen haben leichter Zutritt. Und was können Sie dagegen tun?
Machen Sie immer klar Schiff. Versuchen Sie, Ihre Probleme und Konflikte zu bewältigen, so daß Sie froh und frei sind. Eine positive Einstellung hilft Ihnen dabei. Die sollten Sie immer haben und damit über der Situation stehen. Gehen Sie daher mutig auf das Problem zu, was mit dem autogenen Training gut gelingt.
Machen Sie Entspannungsübungen, bei denen Sie in der Ruhe Ihre Energie wieder aufladen. So stärken Sie Ihr Kräftefeld. Sie bauen Energien auf, die Sie vor der Grippe hüten.

Frühjahrstips

Tip Nr. 1

Viele Menschen träumen von einer Frühjahrskur.
Sie soll den Körper entschlacken, reinigen - kurz, sie soll ihn wieder jung machen, vor allem, wenn es ein sonnenarmer Winter war.
Die überschüssige Fleischkost mit dem Mangel an Mineralien, Spurenelementen und Vitaminen macht sich bemerkbar, und vielleicht hat der Körper

Fettpölsterchen gebildet, die man gar nicht gebrauchen kann. So entsteht auch die Frühjahrsmüdigkeit - bedingt durch Schlackenüberschuß und unzureichende Bewegung. Deshalb beginnen Sie Ihre Kur mit der Umstellung der Ernährung. Beginnen Sie, vorausgesetzt Sie sind gesund, eine Woche lang mit einer Trinkkur.
Klares Quellwasser wäre am besten, sonst aber ist Mineralwasser richtig. Das bedeutet: Sie essen weder Fleisch noch Eier, keine Mehlerzeugnisse wie Nudeln, Kuchen. Auch meiden Sie Genußgifte wie Alkohol, Nikotin, Bohnenkaffee, schwarzen Tee. Essen Sie nach der Wasserkur Obst, rohe Salate, Wildgemüse, Kartoffeln (Pellkartoffeln), trinken Sie Sauer- und Buttermilch, Molke, und legen Sie später ein Vollkornbrot dazu.
Eingelegte Obst- und Milchtage fördern die Verdauung.

Tip Nr. 2

Was halten Sie von Blutreinigungstee?
Sie bekommen ihn in jeder Apotheke und im Reformhaus für wenig Geld. Zur Frühjahrskur eignen sich Löwenzahn, Seifenkraut, Birken- und Brennnesselblätter.
Auch eine Wacholderkur ist von Vorteil. Sie essen tagsüber zunächst 4 Beeren, legen täglich eine Beere zu, bis zu 15 Beeren, dann wieder auf 4 Beeren zurückgehen. Diese Kur sollten Sie 4 Wochen durhführen. Die Beeren müssen Sie gut kauen.
Sie können auch mit Wacholderbeersaft die Kur ergänzen, aber höchstens 4 – 6 Wochen.

Tip Nr. 3

Haben Sie schon einmal eine Frühjahrskur mit Molke gemacht?
Täglich sollte 1 Liter Molke - das ist ein uraltes Bauernrezept -, in 5 – 7 Einzelportionen verteilt, genommen werden.
Die Molke können Sie durch Tees (z. B. Lindenblüten, Pfefferminz, Hagebutten, Kamille) ergänzen, dadurch wird die Wirkung gesteigert.
Wir sprechen von der Stoffwechselkur, einer Kur, in der die Nahrung möglichst fett- und salzarm ist. Das wirkt sich auch auf Ihre Haut, auf Ihre Drüsen aus. Sie fühlen sich danach „innerlich gereinigt“, frischer und leistungsfähig.

Bewegen Sie sich viel in frischer Luft, mehr noch, machen Sie Luftbäder mit Trockenbürsten, ölen Sie die Haut mit einem Funktionsöl ein.
Wichtig sind auch Wasseranwendungen in vielerlei Form (siehe Seite 88 ff.).
Alles das stärkt Ihr Wohlbefinden.

Tip Nr. 4

Sie gehören sicher zu den Menschen, die täglich duschen, vielleicht sogar morgens und abends.
Bei einer Frühjahrskur ist eine Körperwaschung am Morgen, und zwar im Wechsel von Ober-, Unterkörper- und Ganzwaschung sinnvoll, dann gehen Sie wieder ins Bett zurück, bis Sie wieder völlig erwärmt sind.
Nach der Waschung sollten sie sich fest abfrottieren.
Die Waschung können Sie auch durch Trockenbürsten ergänzen, danach die Haut einölen.
Und nun einige Finessen:

- vor- und nachmittags ein kaltes Armbad von 20 – 30 Sekunden Dauer nehmen,
- täglich Wassertreten, 1 – 2 Minuten in der eigenen Badewanne,
- täglich Luftbaden im Freien oder im gut gelüfteten Zimmer.

Wenn Sie jetzt noch Entspannungs- und Lockerungsübungen machen, unterstreichen Sie den Wert der Anwendung.

Tip Nr. 5

Mit Wasser können Sie natürlich noch mehr machen.
Da gibt es das Teilbad, das Ganzbad, das Sitzbad, auch die Wassergüsse sind nicht zu vergessen.
Die von Kneipp erprobten Wassergüsse sind durch ihre kleinen Schockwirkungen aktivierend. Dabei können Sie die Güsse je nach Ihrer Verfassung ändern.
Beginnen Sie in der 1. Woche mit dem Knieguß, in der 2. Woche mit Arm- und Brustgüssen, in der 3. Woche mit Schenkelgüssen. Sie können diese vor der Reinigung, vor dem Bad, beim Duschen anwenden, das kostet Sie allenfalls insgesamt 10 Minuten Zeit. Ob Sie diese Zeit nicht finden sollten?

Tip Nr. 6

Im Frühjahr bemerkt so mancher Mensch seine Schwächen – sie haben die verschiedensten Ursachen. Sie sollten einmal darüber nachdenken, ob Sie genügend Magnesium, Kalzium und Eisen zu sich nehmen.
Magnesium, enthalten in allen grünen Gemüsen, wirkt z.B. auf das gesamte Nervensystem. Es beeinflußt Migräne, Wetterfühligkeit, Schlafstörungen, Reizbarkeit, depressive Verstimmungen, also könnte so manche Schwäche durch Magnesiummangel kommen. Magnesium ist auch im Trinkwasser enthalten. Sie sollten sich erkundigen, ob es ausreichend vorhanden ist. Führen Sie gegebenenfalls Magnesium in Form von Tabletten Ihrem Körper zu. Es ist auch bei Krämpfen, Schwäche und Herzrhythmusstörungen wichtig, wie überhaupt Mineralstoffe in der Ernährung nicht fehlen dürfen.
Kalzium und *Phosphor,* enthalten in Milch und Milchprodukten, haben Bedeutung im Wachstumsalter, für den Knochenaufbau und für die Bildung von Zähnen.
Natrium, ein Bestandteil von Kochsalz, ist notwendig für die Stabilisierung des Säure-Basen-Gleichgewichts und für den Flüssigkeitshaushalt. Natriumchlorid bindet die Flüssigkeit im Körper, weshalb Menschen mit erhöhtem Blutdruck sparsam mit Salz umgehen sollen, weil zuviel Wasser das Herz belastet.
Jod, enthalten in Salat, Milch, Fisch und Fleisch – besonders im Jodsalz –, normalisiert die Schilddrüsentätigkeit, wichtig in der Wirkung bei Schilddrüsenunterfunktion.
Wichtig ist auch *Kalium,* das in Getreide, Obst und Gemüse vorkommt und für das Säure-Basen-Gleichgewicht, den Flüssigkeitshaushalt sowie für die Nervenfunktionen entscheidend ist.

Tip Nr. 7

Was halten Sie von einer Schwitzkur?
Schwitzen zur Bekämpfung der Frühjahrsmüdigkeit, ist das sinnvoll?
Sie denken: Schwitzen ist nur bei Grippe, bei Erkältungen angebracht. Schwitzen heißt, sich von den Schlacken zu befreien, es entlastet die Nieren, trainiert den Kreislauf und den Wasserhaushalt.
Schwitzen reguliert das Gewebe, steigert die Abwehrkräfte des Körpers. Nach einer Schwitzkur, wie sie z.B. die Sauna bietet, fühlt man sich „wie neu geboren“, sagen die meisten.

Zu Hufelands Zeiten fragte man: „Wie schwitzest du?"
Daher gehört die Schwitzkur seit Jahren zur Gesundheitspflege und ist bei der Frühjahrskur von Bedeutung.

Tip Nr. 8

Sie haben keine Zeit, eine Frühjahrskur zu machen? Trotzdem möchten Sie etwas für sich tun, gerade im Frühjahr abspecken.
Das können Sie, wenn Sie Ihre Nahrung kontrollieren und entsprechend dosieren. Dabei sollten Sie weniger Kohlenhydrate zu sich nehmen, also weniger Brot, Mehlprodukte, keinen Zucker, auch weniger Fett, dagegen Eiweiß (Milch und Milchprodukte) erhöhen.
Legen Sie zweimal in der Woche einen Obsttag – möglichst nicht als Safttag – ein, weil Ihr Körper die Ballaststoffe zur Entschlackung braucht, also keinen Orangensaft, sondern die ganze Apfelsine und den Apfel mit Schale (nicht gespritzt, nicht gewachst) verwenden.
Zweimal einen Obsttag, viermal sparsam gelebt, jeden Tag das Gewicht auf der Waage kontrolliert, zeigt Ihnen den Erfolg Ihrer Reduktionskost.

Tip Nr. 9

Wie wärs, wenn Sie Ihren Morgen – Ihren Arbeitstag – mit einem Müsli beginnen?
Sie möchten Ihren Körper entschlacken, frisch und leistungsfähig sein?
Müsli ist die Bezeichnung für einen Getreidefrischkornbrei, wie ihn der Arzt Dr. Bircher-Benner herstellte. Er hatte damit große Erfolge.
Der Mensch, der morgens ein Müsli zu sich nimmt, deckt damit seinen Energiebedarf durch eine natürliche Nahrung, die nicht belastet.
Im Korn des Müslis sind die Randschichten und Keimlinge noch enthalten und damit Schutzstoffe, die Ihre Widerstandskraft steigern.
Müsli, entsprechend variiert (verschiedene Getreidearten, verschiedene Obstsorten, auch getrocknete Pflanzen, Weintrauben, Rosinen, Nüsse), gibt dem Körper gerade im Frühjahr morgens eine gute Grundlage.
Sie essen es gern, Ihr Gemüt hellt sich auf, und Sie sind leistungsfähig für den ganzen Tag.

Tip Nr. 10

Haben Sie schon einmal daran gedacht, daß zur Frühjahrskur auch die gute Begegnung zum Mitmenschen gehört?
Haben Sie etwas aufzuräumen, zu klären? Können Sie sich mit einem Menschen wieder versöhnen, ins Gleichgewicht kommen?
Sind Sie innerlich wieder in Ordnung, so ist das für die Frühjahrskur von wesentlicher Bedeutung.
Ein Make-up von innen und außen spielt sich hier ein. Sie werden harmonisch, sind froh und leistungsfähig.

Urlaub

Mit Kindern auf Reisen - aus gesundheitlicher Sicht

Sie planen eine Urlaubsreise. Wenn Sie Ihre Kinder mitnehmen, bedeutet das Vorbereitungen. Was müssen Sie beachten?
Hier einige Tips:
Das Kind sollte - wie gewohnt - auch auf der Reise immer angenehm satt sein. Dafür sorgt die Fertigkost in Gläsern - Reis, Gemüse. Auch für die Zuführung von Flüssigkeit muß gesorgt sein, am besten als dünner, schwarzer Tee, Pfefferminz- oder Kamillentee.
Wärmeverlust sollte nicht auftreten, daher auch bei Sommerhitze Wollsachen mitnehmen. Das ist immer richtig.
Gegen Durchfall oder fieberhafte Infektionen sollten Sie Mittel aus der Hausapotheke haben, z.B. Arnika bei Entzündungen. Bei Durchfällen hilft meist ein gut geriebener Apfel und Zwieback mit Tee.
Setzen Sie Ihr Kind nicht unnötig der Sonne aus. Das verursacht leicht Rötungen, den ersten Sonnenbrand und macht Unbehagen.
Fahren Sie mit dem Auto, legen Sie alle 2 Stunden eine Pause mit Bewegung ein. Im Zug könnten Sie öfter aufstehen. Eine zusätzliche Decke ist richtig, unter Umständen das Lieblingsspielzeug, z.B. der Teddybär, ist wichtig.
Ist Ihr Kind nervös, unruhig und schläft nicht ein, so geben Sie ihm einen Schluck Baldriantee.
Überdenken Sie alle Eventualitäten, so nehmen Sie das Richtige mit.

Erholung im Urlaub

Viele Menschen erholen sich im Urlaub nicht.
Und warum nicht? Weil der Urlaub zu perfekt war, technisch geplant, vorprogrammiert.
Ein organisierter Urlaub ist oft nicht erholsam, weil er dem Menschen keinen freien Raum läßt. Der Mensch, der im Alltag zu Hause durch seinen Beruf, seine Familie und sein Gesellschaftsleben programmiert ist, hat schon wieder - und dies im Urlaub - Termine und damit ein Programm, das ist Streß!
Im Urlaub sollte man lässig sein, die Ferien vom Ich, die innere Ruhe genießen, eine Ruhe, die den Menschen zu sich selbst kommen läßt - und das ist wesentlich.
Das, was ich gern tue, sollte geschehen. Sportlichen Ausgleich zu finden, einen Bewegungsurlaub mit Gehen, Wandern, Laufen zu gestalten, ist gut, aber immer nur dann, wenn kein Muß oder „Du sollst!“ dahinter steht. Also, alles sollte freiwillig geschehen und von innen kommen.
Ob man tanzt, sich mit einem schönen Buch in eine Ecke kuschelt oder ob man malt, zeichnet, auch Musik hört, alles, was Freude macht und ohne Zwang geschieht, unterstreicht den Urlaub und damit die Erholung.
Ein Überangebot in der Ernährung bedeutet mehr Belastung als Erholung. Das, was schmeckt, maßvoll genossen bei Kerzenlicht, und Unterhaltung mit Freunden bekommt einem gut. Da werden Körper und Seele gestärkt. Die positive Einstellung wächst.
Ich lebe auch im Urlaub bewußt, und ich bin froh! - Das sind Gesichtspunkte, die Erholung garantieren.
Tun Sie im Urlaub vor allem das, wozu Sie zu Hause nicht kommen, was Sie sich schon immer wünschten. Liegen Sie einmal wieder auf einer Wiese. Horchen Sie auf das Zwitschern der Vögel. Lassen Sie sich einfach mal treiben. Waten Sie durch einen Bach, beobachten Sie die Tiere, fahren Sie mit einem Kahn hinaus und schauen ins Wasser!
Was Sie auch immer erleben, es sollte ohne Hetze geschehen. Genießen Sie Ihren Urlaub, und er bringt Ihnen die gewünschte Erholung.

Kurzurlaub

Manchmal ist man so strapaziert, körperlich und seelisch, daß man sofort in Urlaub fahren möchte. Dies geht aber nicht, und so geht man schwer seinen Weg durch den Alltag.
Immer neue Aufgaben kommen auf einen zu, immer mehr Termine, immer weniger Zeit hat man - das ist Streß! Dieser zerrt an den Nerven, macht körperlich und seelisch krank. Das einzige, was uns helfen kann, ist eine Versenkung in die Ruhe und Entspannung, aus deren Tiefe uns neue Kräfte entgegenkommen zur Bewältigung der Arbeit, zur Bewältigung des Tages.
Wer das autogene Training beherrscht, hat jederzeit die Möglichkeit, auf Ruhe und Erholung umzuschalten.
Wie man das macht? Ganz einfach, man kehrt z. B. dem Betrieb für kurze Zeit den Rücken. Man tut so, als ob einen alles nichts mehr anginge. Man läßt die durcheinanderschießenden Gedanken sich austoben, sieht ihnen zu, als ob man eine Zirkusvorstellung erlebt.
„Ich mache einen Spaziergang in mein Unterbewußtsein, - ich gehe, wenn möglich, einen Weg, der mich in eine andere Gedankenwelt führt und anspricht - es ist schön, was ich sehe, und dieses Empfinden tut gut. Was ich auch tue, sehe, wo ich mich bewege, die konzentrative Hinwendung bedeutet Entspannung und damit eine Erholung im Alltag!“

Tanzen - Musik - Lebensfreude

Sie hören gern Musik und tanzen gern. Aber kommen Sie dazu? Manchmal haben Sie morgens schon große Lust zu tanzen. Was hindert Sie daran, nach Musik aus dem Radio oder von der Schallplatte allein und für sich zu tanzen? Sie tanzen gern allein, aber auch mit einem Partner. Sie gestalten den Tanz - tanzen den Kreis, eine Figur, ergänzen diese durch Bewegung Ihrer Hände, und alles Schwere fällt von Ihnen ab. Sie bewältigen leichter Ihre Probleme, Schwierigkeiten und sind froh.
Fordern Sie z.B. bei einer Einladung Ihre Gäste auch zum Tanzen auf. Der Tanz löst, entspannt. Die Bewegung im schwingenden Rhythmus befreit, macht fröhlich.
Der Tanz ist eine gute Herz- und Kreislaufübung und macht alle Gelenke beweglich, die in der heutigen Zeit in Gefahr sind zu „rosten.“

Wesentlich ist aber die Entspannung, die Sie durch die freie Körperbewegung im Raum erzielen. Sie laufen auf Musik, Sie breiten Ihre Arme aus. Sie schwingen den Körper im wiegenden Rhythmus hin und her, oder Sie bewegen sich nach der Vorstellung eines Bildes: Laufen Sie zu einem Apfelbaum, pflücken Sie die Äpfel ab, legen Sie diese in einen Korb und tragen ihn weg!
Diese und andere Bilder geben Ihnen die Vorstellung von Bewegung, und dabei werden Sie froh, frei, mutig, gelöst, entspannt.
Und wer durch den Tag gehetzt ist und Ruhe braucht, Besinnung und Sammlung anstrebt, der kann sich mit Musik aufrichten – mit klassischer Musik oder modernen Weisen –, auf jeden Fall mit Melodien, die er liebt. Das, was mir Freude macht, wozu ich Ja sage, das hilft auch.
Es gibt viele Musikwerke, die beim Zuhören einen weiten Abstand vom Ich bewirken. Das Ich versinkt, der Weg zum Selbst wird beschritten.
Und wenn Bewegung und Musik eine Möglichkeit zur Selbstverwirklichung darstellen, sollten Sie diese Chancen nützen.

- Wählen Sie mit Ihrem Partner einen Tanzabend privat oder in einer Gesellschaft. Sie lockern damit das harte Alltagsleben auf. Gelöst, entspannt sind Sie der Mensch, der Sie sind.
- Entspannen Sie sich richtig – lassen Sie die Musik auf sich wirken – Sie lösen sich!
- Gehen Sie im Marschtempo – schreiten Sie, federnd im Rhythmus – atmen Sie aus und ein.
- Gehen Sie in die Knie, tanzen Sie Twist, den Zigeunertanz, den Walzer – frei, in eigener Regie und Phantasie.
- Drehen und biegen Sie sich, springen, hüpfen und laufen Sie. Werfen Sie die Sorgen ab!
- Lockern Sie die Arme und Beine, wirbeln Sie durch den Raum.
- Lösen Sie sich – innerlich und äußerlich –, so sind Sie froh, Sie sind Sie selbst!

Der Tanz führt Sie dynamisch in eine Harmonie, läßt Sie die Lebensfreude empfinden.

Gesund wohnen und kleiden

Baumaterialien

Wie wohnen Sie? Eine von den neuen Biowohnungen werden Sie kaum haben, denn dieses Biohaus ist vorläufig noch ein Traumhaus für jeden, der gesund leben möchte.
In einem solchen Biohaus sind Wände aus natürlichen Materialien gestaltet. Naturbelassene Baustoffe werden bevorzugt. Das gilt sowohl für den Neubau als auch für den Umbau. Denn die natürlichen Baumaterialien erfüllen die Anforderungen, auf die es in erster Linie ankommt - sie sind atmungsaktiv, feuchtigkeitsausgleichend und tragen zur Erhaltung des oft zitierten natürlichen Strahlungsfeldes bei.
Früher wurden natürliche, organische (Holz, Stroh, Schilf u. a.) und anorganische Stoffe (Lehm, Steine) zum Bauen verwendet. Heute dagegen werden künstlich hergestellte, vielfach baubiologisch nicht unumstrittene Stoffe benutzt, zu denen auch Beton gezählt wird. Im Wohnbereich sollte man aber möglichst viel natürliche Materialien, z.B. Holz, verwenden.
Auf ein gesundes Raumklima muß geachtet werden. Gesunde Luft muß feucht sein - idealer Wert: 50 % Raumluftfeuchte -, sie sollte nicht unter 40 und nicht über 70 % liegen.

Kleidung

Die normale Körpertemperatur des Menschen liegt bei 37 °C. Aufgabe der Kleidung ist es, den Körper vor übermäßiger Hitze und Kälte zu schützen. Die Haut sondert ständig - oft unmerklich - Schweiß ab, um den Wasserhaushalt aufrechtzuerhalten und die Körperwärme zu regulieren.
Die Kleidung kann also je nach Faserart und Gewebestruktur bis zu einem gewissen Grad die Funktionen unserer Haut übernehmen, damit als Kälte- und Hitzeregler dienen.

Nach Möglichkeit sollten die Bekleidungsstücke aus Naturfasern bestehen. Zu den tierischen Eiweißfasern gehören Wolle oder Haare von verschiedenen Tierarten, außerdem Seidenfäden.
Pflanzliche Fasern finden wir z.B. in Baumwolle und Kapok, Bastfasern (Flachs, Hanf, Jute) und Hartfasern (Kokos, Sisal, Torffasern).
Die geeignetste Kleidung für den Menschen wäre die eigene Behaarung. Sie wäre für ihn das beste Bekleidungsmaterial – wie bei den Tieren das Fell. Da dieses menschliche Haarkleid keineswegs ausreicht, muß man gleichwertigen Ersatz finden. Bei extremer Kälte sind Tierfelle und Leder angebracht (Eskimos tragen sie zum Beispiel). Je weniger Kleidung einen einengt, desto freier und besser kann man atmen.
Die Naturfasern Wolle, Baumwolle und Seide sind am besten, aber auch die synthetische Faser hat ihre Berechtigung, man denke z.B. nur an die Damenstrümpfe und viele modische Kleidung besonders für die Frauen.
Baumwolle hat sich durch ihre Strapazierfähigkeit und vielseitige Verwendbarkeit ausgezeichnet; da man sie kochen kann, können sich keine Bakterien und Keime festsetzen.
Die Leibwäsche – „zweite Haut“ – sollte aus hygienischen Gründen z.B. aus Baumwolle bestehen, damit man sie kochen kann.
Kinder, Kranke und alte Menschen, die weniger Eigenenergie besitzen, brauchen stärker wärmende Textilfasern – Kinder beispielsweise Wolle und schwache Menschen u. U. wärmende Angora- oder Mohairwäsche.
Die Fußbekleidung ist für das Wohlbefinden besonders wichtig. Das Natürlichste für die Füße ist noch immer das Barfußlaufen – aber in Breitengraden wie den unsrigen vom Klima her selten möglich. Ebenso erfordert unser zivilisiertes Leben, z.B. das Laufen in Großstadtstraßen, das Reisen per Bahn, Schiff, Flugzeug, das Autofahren Schuhwerk, jedoch der Gesundheit dienliches.
Die Fußbekleidung sollte grundsätzlich luftdurchlässig sein, weil Füße viel Feuchtigkeit abgeben. Auch sollte das Schuhwerk möglichst bequem sein, damit man darin auch noch nach Stunden ungehindert und federnd ausschreiten kann.
Die Eitelkeit sollte der Bequemlichkeit weichen, also eine entsprechende, als angenehm empfundene Absatzhöhe wählen.
Trainingsschuhe, die täglich getragen werden, sollten nicht aus Plastik sein. Vor allem sollte bei Kinderschuhen darauf geachtet werden, daß die kleinen Füße ausreichend Platz haben und weitgehend aus Leder bestehen.

Zusammenfassung

„Gesundheitsvorsorge im Alltag“ - das Thema ist interessant, wenn ich die Fragen des Alltags hier beantwortet finde - denken Sie bei der Lektüre darüber nach!
Die zwischenmenschlichen Beziehungen sind angesprochen, das autogene Training wird erklärt und eingesetzt, eine Hilfe im Leben mit Aufzeichnung von Wegen, die die Psyche ansprechen.
Was kann man tun, wann ...?
Das Wie, Wo und Warum wird beantwortet, und der Mensch stellt sich positiv ein, er denkt über sein Problem nach und lernt, es zu bewältigen. Dabei wurden auch die Schwierigkeiten durch den Einsatz kreativer Tätigkeiten angesprochen - irgendwo liest man, was Farbe und Musik bedeuten und bewirken. Der „seelische Rucksack“ wird entlastet, der Mensch ist endlich fähig, er selbst und damit frei zu sein.
Was muß ich im Alltag beobachten, um gesund zu sein? - Wie sieht es mit der Ernährung aus? Was schmeckt mir gut und ist auch gesund?
Welche Bewegungsform setze ich in meinem Alltag ein, die den Menschen körperlich und seelisch beeinflußt und stärkt?
Wie sieht mein Urlaub aus, was sind Ferien vom Ich, in denen ich den Weg zu mir selbst finde?
Wie passe ich in die Welt, in die Zeit, die so hektisch und fordernd ist?
Ich weiß jetzt, wie es mir gelingt, gesund zu bleiben - die Fragen nach wann, wie und wo sind beantwortet. Die Notwendigkeit, sich richtig zu bewegen, einen Ausgleich zur sitzenden Tätigkeit zu finden, ist hier klar geworden. Auch weiß ich, wie ich mir bei Befindlichkeitsstörungen selbst helfe, wie ich die sich abzeichnende Krankheit verhüten kann, was ich tun kann, welche Wege ich gehen muß, ob ich nun eine Bronchitis habe oder einen Schnupfen. Ich erfahre in diesem Buch vor allem, wie ich über der Situation stehe und ich - ich selbst bin.

Dieses Buch ist Aufforderung und Warnung zugleich:

- Aufforderung zur Gesundheitsvorsorge, alles Erdenkliche zur Gesunderhaltung zu tun, Schädliches zu meiden und zu versuchen, bei Unpäßlichkeiten sowie kleinen Leiden, zunächst sich selbst zu helfen, um wieder gesund zu werden, und
- Warnung, Signale des Körpers - vielleicht nur leise Signale - zu überhören, leichte, aber bleibende, immer wiederkehrende Schmerzen zu überspielen oder nicht zu beachten und alles selbst kurieren zu wollen.
- Versäumen Sie es nicht, bei derartigen Signalen umgehend ärztliche Hilfe (die einzige mögliche, vielleicht lebensrettende Hilfe) in Anspruch zu nehmen und - auch wenn Sie sich gesund fühlen - in regelmäßigen Zeitabständen Ihren Hausarzt aufzusuchen.

So ist die Aufgabe dieses Buches abgerundet, und Sie haben viel Neues gelernt.

Register

Gesundheit für alle

Dr. Werner Jopp Verlag Wiesbaden

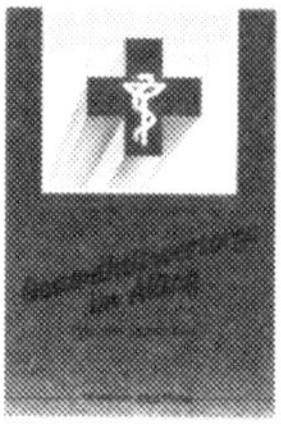

Gesundheitsvorsorge im Alltag – Tips, die jedem helfen
von Dr. med. Gisela Eberlein
ca. 144 Seiten, kartoniert, 14,8 x 21 cm
ISBN 3-926955-09-0 Februar 1989 ***DM 16,80***

Die bekannte Autorin beantwortet Fragen zu alltäglichen Gesundheitsproblemen. Sie fordert dazu auf, alles Erdenkliche zur Gesunderhaltung zu tun, Schädliches zu meiden und bei Unpäßlichkeiten, wie kleinen Leiden, zuerst sich selbst zu helfen. Sie warnt aber auch davor, Signale des Körpers zu mißachten. Großen Wert legt sie auf die Anwendung des autogenen Trainings.

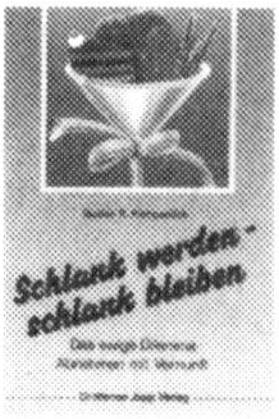

Schlank werden – schlank bleiben – Das ewige Dilemma.
Abnehmen mit Vernunft von Gustav K. Kemperdick
120 Seiten, 8 Abb., kartoniert, 14,8 x 21 cm
ISBN 3-926955-10-4 Januar 1989 ***DM 14,80***

Dieser Ratgeber richtet sich an Menschen, die gesundheitsbedrohendes Übergewicht haben, und behandelt 4 Methoden der Reduktionsdiät für ernsthaft Interessierte: die Mayr-Kur, die RAPID-Kur der Schlankheitsfarm Badenweiler, eine Eiweiß-Substitutionsdiät und das Programm der Weight Watchers. Außerdem enthält er einen ausführlichen Bericht über ein Kursprogramm der Bundeszentrale für gesundheitliche Aufklärung.

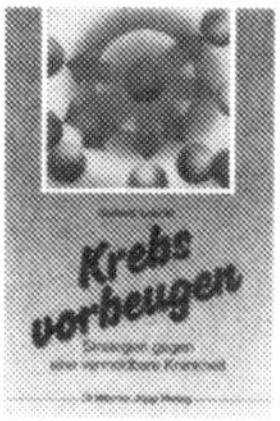

Krebs vorbeugen – Strategien gegen eine vermeidbare Krankheit
von Gerhard Leibold
ca. 128 Seiten, 5 Zeichnungen, kartoniert, 14,8 x 21 cm
ISBN 3-926955-11-2 Februar 1989 ***DM 16,80***

Krebsvorsorge ist erfolgreich möglich. Dieses Buch zeigt Strategien, die Krebs vermeiden helfen und die im Alltag von jedermann ohne unzumutbare Beschränkungen befolgt werden können. Dazu gehört auch die seelische Krebsvorsorge, da Krebsfaktoren häufig nur dann zum Ausbruch der Erkrankung führen, wenn seelische Störungen dafür die Voraussetzung schaffen.

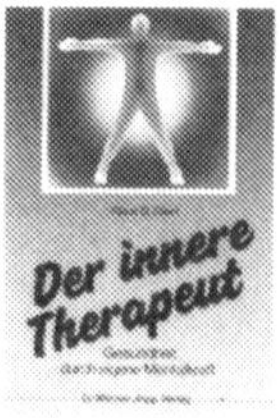

Der innere Therapeut – Gesund durch eigene Mentalkraft
von Klaus D. Ebert
ca. 176 Seiten, kartoniert, 14,8 x 21 cm
ISBN 3-926955-12-0 März 1989 ***DM 24,80***

Der Autor zeigt Wege und Möglichkeiten, durch eigene innere Kraft gesund zu werden und zu bleiben, und erläutert auch die wissenschaftlichen Hintergründe. Eigenaktivität im Inneren und im Handeln eines jeden Menschen, verbunden mit der richtigen Einstellung, führt zu einer positiven Beeinflussung der Seele. Aus dieser eigenen Regie des Unbewußten werden Selbstheilungsprozesse möglich.